MW01480546

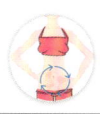

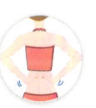

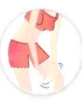

健康輕事典 12　The Manual of Meridian Regimen

人體經絡速查 輕圖典

suncolor
三采文化

審訂推薦序

最生活化的**健康保養書**

　　健康是每一位關心自己健康者的最終目標，但是隨著年齡的老化，身體也跟著退化，無可避免的，疾病伴隨著老化、退化而來。而可以改變並調整這種變化的好方法，就是本書介紹的穴位按摩DIY。

　　此書用深入淺出的方式，介紹了中醫的各個經絡與重要的穴道，並用生活化的文字讓讀者易於運用經絡、穴道來養生，不僅如此，還結合了氣功、瑜伽、足底按摩、食療……等時下流行的自然療法，並用問答的方法幫助讀者釐清一切坊間流傳似是而非的觀念。

　　經絡，正如同道路一樣，傳遞著氣血至全身每一個角落，如果經絡不通，小則影響局部，大則影響臟腑，甚至危害到一個人的生命，因此，經絡的重要性不可言喻。而穴道，正如同道路上的城市一樣，各有所職，以肺經而言，它有十一個穴道，每個穴道都有不同的特性，因此我們會依據不同的病症選用不同的穴道。

　　現代人越來越重視養生，正所謂預防重於治療，如果平常就懂得利用按摩經絡穴道，生病的機率就可能降低，身體也會越來越健康。因此，這本書就像健康守護者一樣，若讀者能時時閱讀，並身體力行，必能擁有比現在更健康的身心。時值本書出版之際，特為文推薦。

中華針灸醫學會 理事長
中國醫藥大學中醫所教授

林昭庚

目錄
CONTENTS

PART 1　懂了經絡，治病養生不求人！

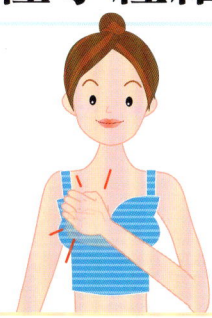

- 打通經絡能治病養生的祕密　8
- 十二經脈氣血流注方向　12
- 通經找穴，一點都不難！　16
- 經絡暢通的自我檢測法　20

PART 2　經絡快通8大法！

- 按摩、推拿有活力　26
- 經絡刮痧有巧妙　34
- 針灸經絡真神奇　38
- 拍打經絡通通氣　42
- 氣功養生調免疫　44
- 勤練經絡瑜珈不怕老　50
- 經絡芳療好放鬆　58
- 經絡養生，配合飲食快易通　60
- 通經絡的注意事項！　62

PART 3　人體的14條大經絡

手太陰肺經 68

- 中府...... 70
- 雲門...... 71
- 尺澤...... 71
- 孔最...... 72
- 太淵...... 73
- 少商...... 73

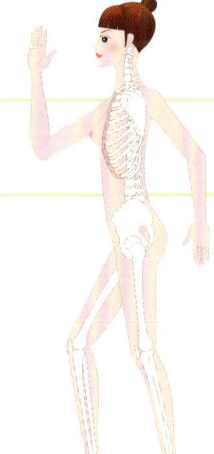

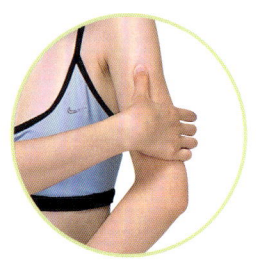

手陽明大腸經 74

- 商陽 76
- 二間 77
- 三間 77
- 合谷 78
- 陽谿 79
- 手三里 79
- 曲池 80
- 巨骨 81
- 迎香 81

足陽明胃經 82

- 承泣 84
- 四白 85
- 天樞 85
- 水道 86
- 梁丘 87
- 足三里 87
- 豐隆 88
- 內庭 89
- 厲兌 89

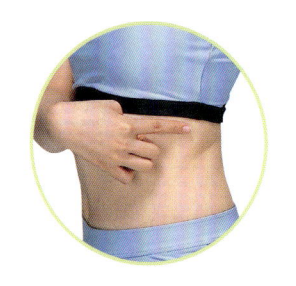

足太陰脾經 90

- 太白 92
- 公孫 93
- 三陰交 93
- 陰陵泉 94
- 血海 95
- 箕門 95

手少陰心經 96

- 極泉 98
- 神門 99
- 少衝 99

手太陽小腸經 100

- 少澤 102
- 前谷 103
- 後谿 103
- 養老 104
- 天宗 105
- 肩外俞 105

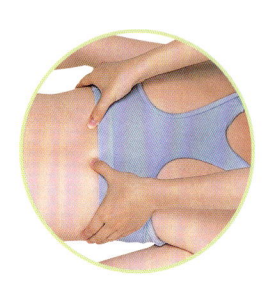

足太陽膀胱經 106

- 睛明 108
- 通天 109
- 天柱 109
- 風門 110
- 肺俞 111
- 心俞 111
- 肝俞 112
- 胃俞 113
- 三焦俞 113
- 腎俞 114
- 大腸俞 115
- 膏肓 115

足少陰腎經 116

- 湧泉 118
- 太谿 119
- 照海 119
- 復溜 120
- 交信 121
- 築賓 121
- 陰谷 122
- 肓俞 123
- 神封 123

足少陽膽經 134

- 瞳子髎 136
- 風池 137
- 肩井 137
- 環跳 138
- 風市 139
- 陽陵泉 139
- 懸鐘 140
- 丘墟 141
- 足臨泣 141

督脈 148

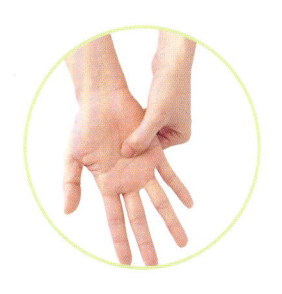

- 長強 150
- 腰陽關 151
- 命門 151
- 身柱 152
- 大椎 153
- 風府 153
- 百會 154
- 前頂 155
- 神庭 155

手厥陰心包經 124

- 內關 126
- 大陵 127
- 勞宮 127

手少陽三焦經 128

- 中渚 130
- 外關 131
- 支溝 131
- 天井 132
- 翳風 133
- 絲竹空 133

足厥陰肝經 142

- 大敦 144
- 太衝 145
- 蠡溝 145
- 曲泉 146
- 章門 147
- 期門 147

任脈 156

- 關元 158
- 氣海 159
- 水分 159
- 中脘 160
- 巨闕 161
- 膻中 161

Appendix 附錄

- 跟著經絡時間走，事半功倍！ **164**
- 經絡穴位筆劃索引 **166**
- 功效索引 **170**

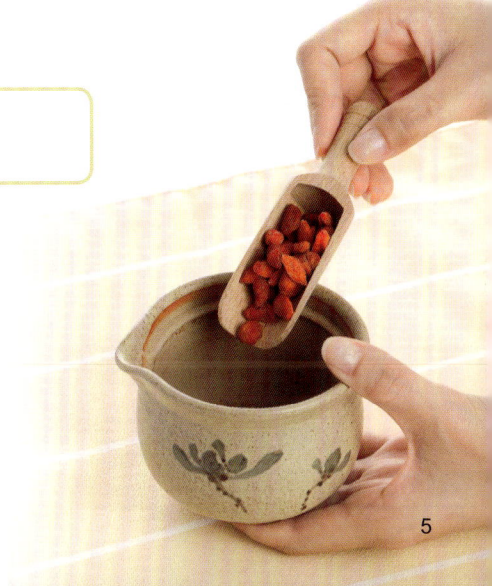

懂了經絡，
治病養生不求人

PART 1

拍一拍、敲一敲，
最近經絡拍打實在很盛行，
以往除了武俠小說的世界之外，
經絡似乎有點飄渺、久遠，
其實經絡學說存在已久，也是中醫理論的基礎，
到底經絡是什麼，與人體健康有什麼關係？
為何通經絡可以治病？
一起來探人體經絡之謎！

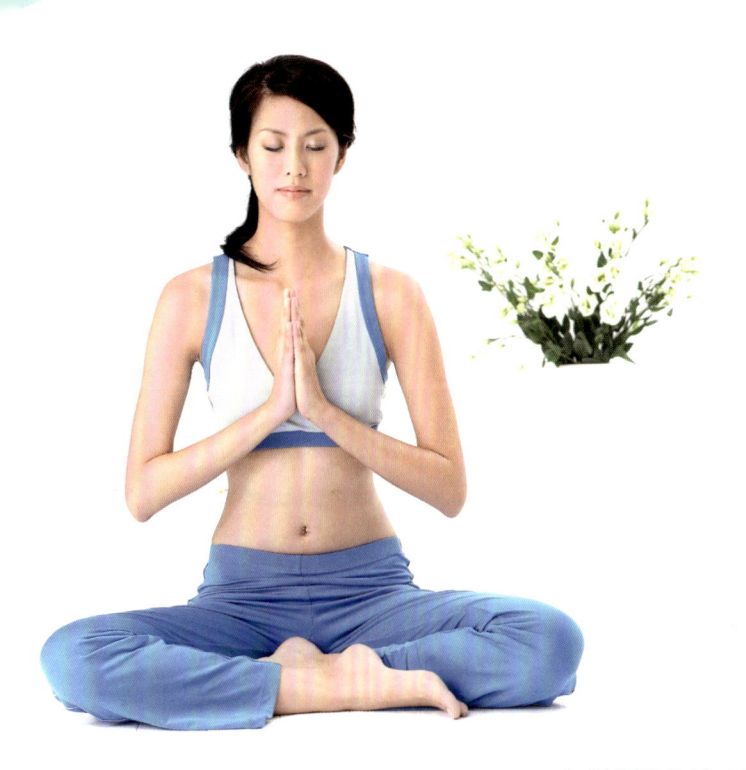

- 打通經絡能治病養生的祕密　8
- 十二經脈氣血流注方向　12
- 通經找穴，一點都不難！　16
- 經絡暢通的自我檢測法　20

打通經絡
能治病養生的祕密

穴道與經絡、體內臟腑環環相扣，對經絡有了簡單基礎的了解，進行穴位按摩時，才能因應個人體質變通應用，發揮更好的效果。

打通經絡～歷久彌新的預防醫學

經絡學說是以古時的針灸、推拿為基礎，透過針感傳導、穴位療效的長時間觀察，逐漸形成。中醫醫典《黃帝內經》就記載了經絡的概念，說明經脈所屬臟腑與病變發生時的症狀，並指出經絡有「營陰陽、行氣血、決死生、處百病」的作用。

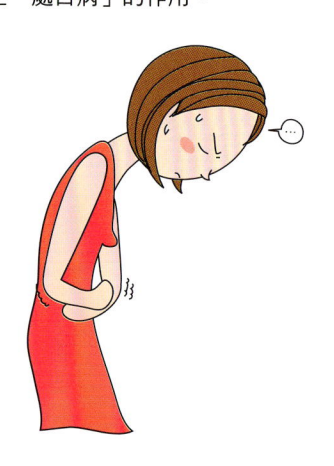

人體各器官與系統之所以能夠維持正常的運作，在中醫看來，是因為有一個循環通道，足以供給臟腑所需的能源（中醫稱之為氣血），這個循環通道就是「經絡」。

經絡使氣血行走全身

「經絡」的組成包括經脈和絡脈，「經」代表主幹，可想像成直行的主要道路；「絡」為分支，好比橫向的聯絡道路。

經絡布滿全身，縱橫交錯，有深有淺，卻不會重疊。經絡能溝通內外、貫通上下，在內能連屬臟腑，在外連屬於筋肉與皮膚。

經絡聯絡全身各部位，將氣、血、津液等營養物質與能量流通於人體五臟六腑等各個器官，使之運作，保持全身的協調與平衡。因此，經絡出了

PART 1　懂了經絡，治病養生不求人！

問題（不通），人就會生病，也就是說，只要經絡「通」了，疾病就能被治癒。

經絡通，氣血運輸不塞車

「經絡」被中醫視為氣血的通道，而「穴」則是通道上的是孔洞，氣血在身體裏運行，循線會經過許多孔洞，就好比水流經湖泊，如果不順暢或淤塞，久了就會囤積，能活動的水自然就會變少，循環也會被阻礙。

所以只要從這些孔洞中，祛除不好的淤積物，讓氣血流通變順暢，自然能達到保健功效。疏通經絡就是要祛除體內的異常，而最簡便的方式，就是透過十二經絡的運行走向按摩穴道來改善，使經絡系統保持暢通，達到健體防病的目的。

什麼是經絡體系？

經絡學說中的經脈分為「正經」和「奇經」兩大類，正經有十二條經脈，彼此相通；奇經則是八脈，具有統率、聯絡與調節十二經脈的作用。

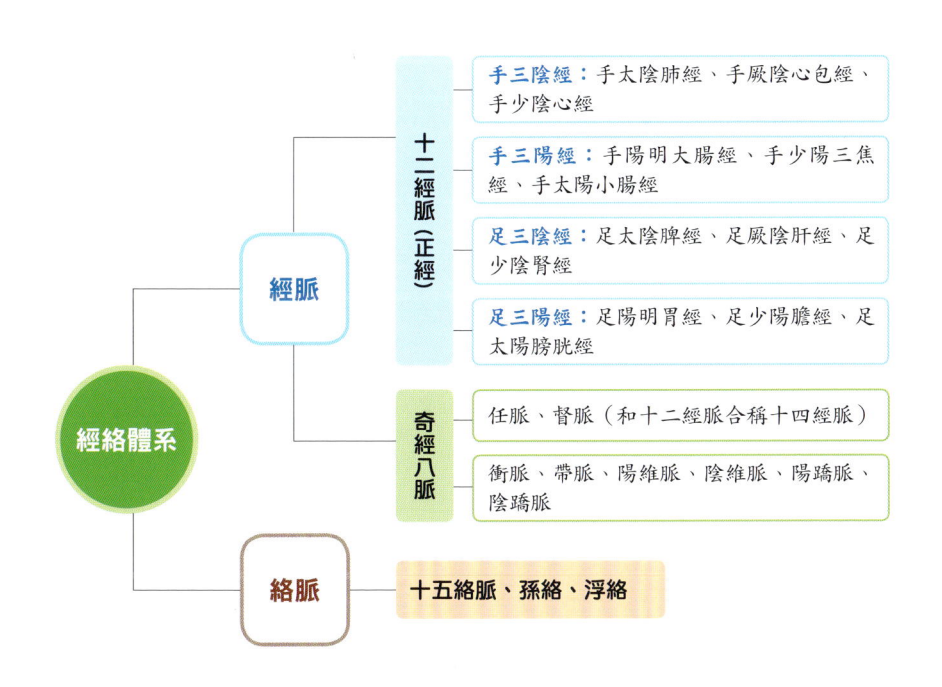

經絡體系

- **經脈**
  - **十二經脈（正經）**
    - **手三陰經**：手太陰肺經、手厥陰心包經、手少陰心經
    - **手三陽經**：手陽明大腸經、手少陽三焦經、手太陽小腸經
    - **足三陰經**：足太陰脾經、足厥陰肝經、足少陰腎經
    - **足三陽經**：足陽明胃經、足少陽膽經、足太陽膀胱經
  - **奇經八脈**
    - 任脈、督脈（和十二經脈合稱十四經脈）
    - 衝脈、帶脈、陽維脈、陰維脈、陽蹻脈、陰蹻脈
- **絡脈**：十五絡脈、孫絡、浮絡

十二經脈聯繫臟腑

從十二經脈名稱的命名原則，可了解經絡的路線、位置與所屬臟腑。

中醫所說的臟腑，互為表裡對應，相互作用、協調。臟屬陰，為主要器官，包括：心、肝、脾、肺、腎、心包；腑屬陽，為輔助器官，包括：小腸、膽、胃、大腸、膀胱、三焦。

十二經脈各有所屬的臟腑，負責溝通內外，使氣血流通運行，例如手陽明大腸經，所屬之腑是大腸，與肺臟相連，當感冒呼吸系統出問題，腸也容易受影響。

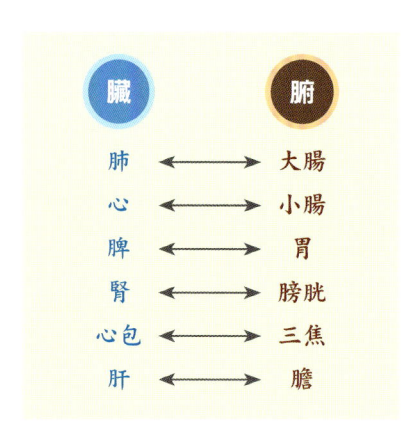

臟屬陰　經絡循行身體方向　腑屬陽

- 太陰 → 陽明
- 厥陰 → 少陽
- 少陰 → 太陽

（前／側／背）

臟　　腑

- 肺 ←→ 大腸
- 心 ←→ 小腸
- 脾 ←→ 胃
- 腎 ←→ 膀胱
- 心包 ←→ 三焦
- 肝 ←→ 膽

經絡流向則分為「前」「側」「背」三類。

經絡流過身體前面，器官屬臟，為「太陰」，屬腑，則為「陽明」；流過身體背面，器官屬臟，為「少陰」，屬腑，為「太陽」；流過身體側面，器官屬臟，為「厥陰」，屬腑，為「少陽」。以「足陽明胃經」為例，就可知道，這條經絡走的是足部，流過身體前面，所屬器官為胃。

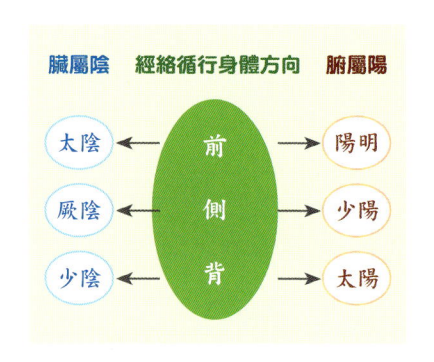

十二經脈的走向與分布有一定的規律，如陰、陽經的經氣運行方向是相反的。陽經在手部則由手指往手臂方向前進，在腿部則由大腿外側往足趾方向前進；陰經在手部的行進方向是從手臂到手指，腿部則由足趾向大腿內側。

奇經八脈調節氣血盛衰

至於奇經，分別是任脈、督脈、衝脈、帶脈、陽維脈、陰維脈、陽蹻脈、陰蹻脈，合稱「奇經八脈」，與十二經脈的流動相連，有調節、連絡

PART 1 懂了經絡，治病養生不求人！

的作用，其中常聽到的任脈與督脈最為重要，任脈主血，督脈主氣，也具有調節氣血流動的作用，加上十二條正經，共十四經絡。

經絡通不通，穴位告訴你

經絡與臟腑連結，互相影響，不論何者出了問題，病變現象都會反映在相關經絡的穴道上。給穴道刺激，能讓氣血流暢，間接調整相關臟腑功能，使身體恢復正常平衡。

痛則不通，通則不痛

藉由按壓來刺激經絡穴位，輕則出現酸、麻、脹的感覺，重則會發生軟、痛的反應，這些都是按壓穴道時，同時作用於相對應的經絡、血管和神經，所發生的綜合反應，而形成了一般人對穴道按摩「痛則不通，通則不痛」的治療印象。

由於每條經絡主掌各個臟腑的運作，而穴道就是分布在經脈的運行路線上，也就是每條經脈各有其固定的穴道，而同一條經脈上的穴位，都有治療本經疾病的功效。如承泣穴和足三里穴，其位置雖然一個在面部，一個在足部，但是二者都屬胃經，所以都具有改善消化道疾病的效果。

經絡穴位療效相同 替換簡便

因此，對於在穴位按摩中，頭痛時可以按壓手部的穴點，腰疼可以刺激腳部穴點的作法不必覺得太奇怪，因為經絡運行的緣故，實際上，有所謂「腰背委中求，頭項尋列缺」這種對症治療的口訣。所以，對於不易自行按壓的穴道，可以另外選在同一經絡末端（手、腳）的穴道替代，不僅施壓容易，也有相同的療效。

各種手法對經絡穴位的刺激，都會經由經絡、血管、神經系統，來影響臟腑的功能，進而調節經絡氣血，改善血液循環和新陳代謝，達到扶正祛邪、保健養生的目的。

科學應證了經絡的存在

以往認為經絡不像血管和神經一樣，經過解剖後就能看見實際的形狀，但是中研院物理所王唯工教授，用共振頻率測出經絡與穴道的位置，成功以科學方法驗證中醫經絡體系。

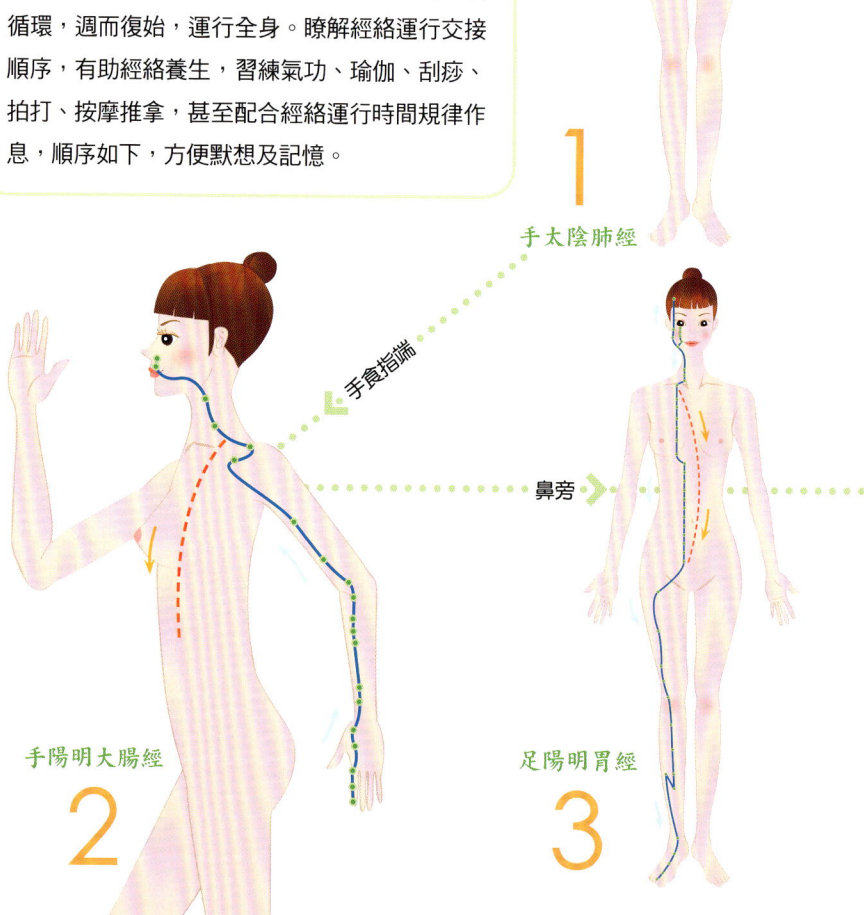

PART 1　十二經脈氣血流注方向

十二經脈
氣血流注方向

　　十二經脈之間按照固定順序連接，氣血運行也照此順序，從手太陰肺經起，接手陽明大腸經，最後接到足厥陰肝經，整個十二經脈走完為一個循環，週而復始，運行全身。瞭解經絡運行交接順序，有助經絡養生，習練氣功、瑜伽、刮痧、拍打、按摩推拿，甚至配合經絡運行時間規律作息，順序如下，方便默想及記憶。

1 手太陰肺經

手食指端

鼻旁

2 手陽明大腸經

3 足陽明胃經

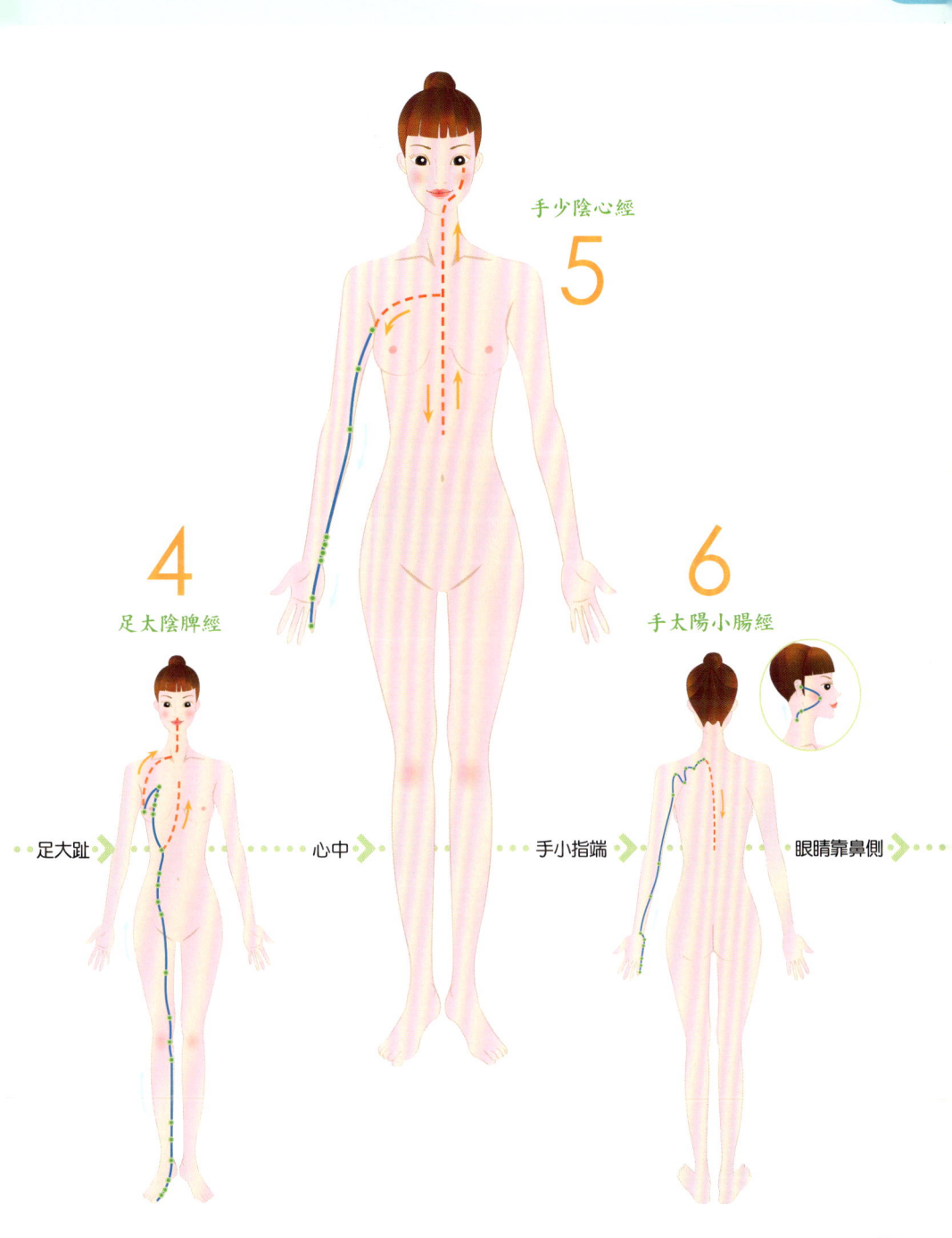

PART 1 懂了經絡，治病養生不求人！

5 手少陰心經

4 足太陰脾經

6 手太陽小腸經

⋯足大趾⋯⋯⋯⋯心中⋯⋯⋯⋯手小指端⋯⋯⋯⋯眼睛靠鼻側⋯

PART 1　十二經脈氣血流注方向

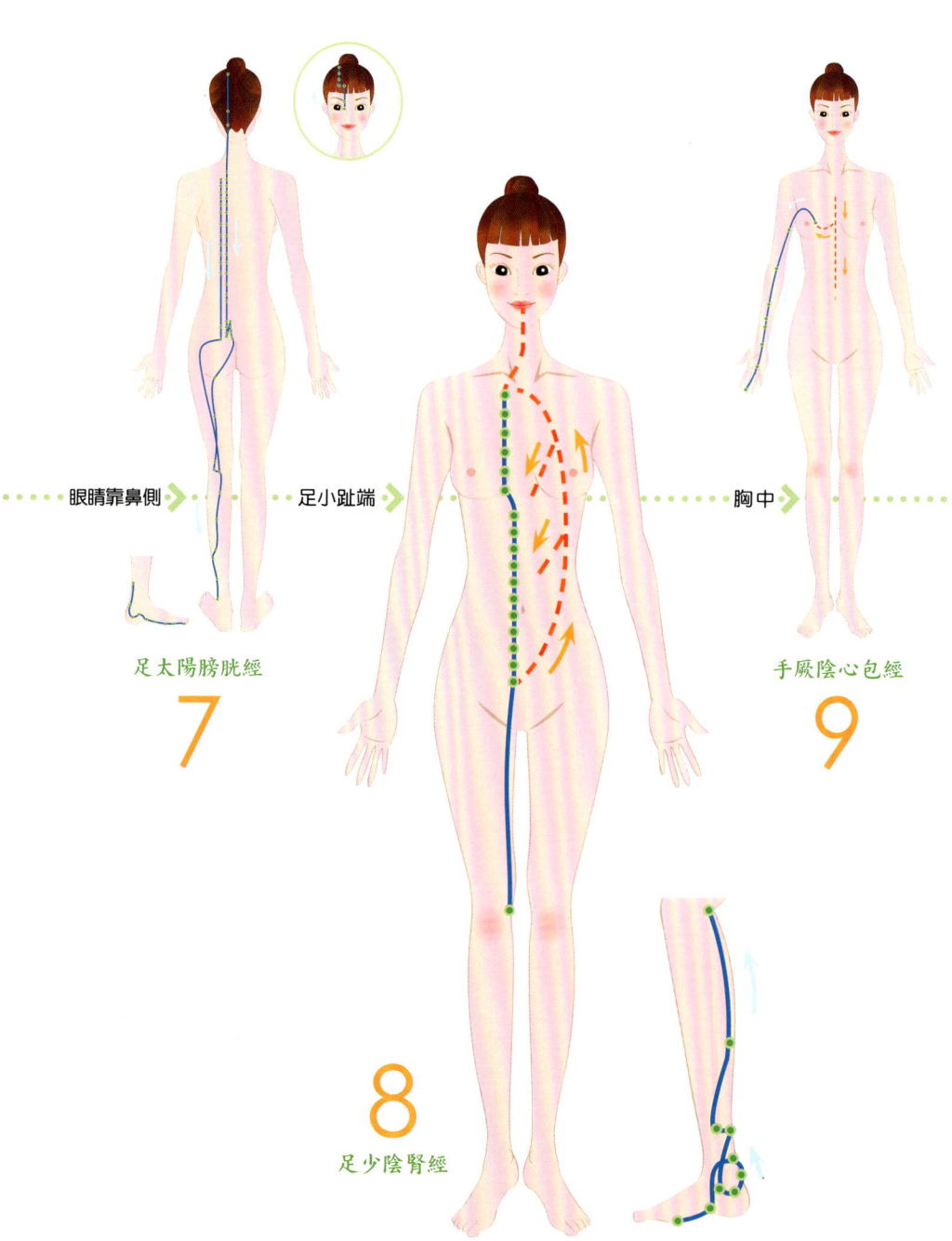

眼睛靠鼻側　　　　足小趾端　　　　　　　　胸中

足太陽膀胱經

7

足少陰腎經

8

手厥陰心包經

9

PART 1　懂了經絡，治病養生不求人！

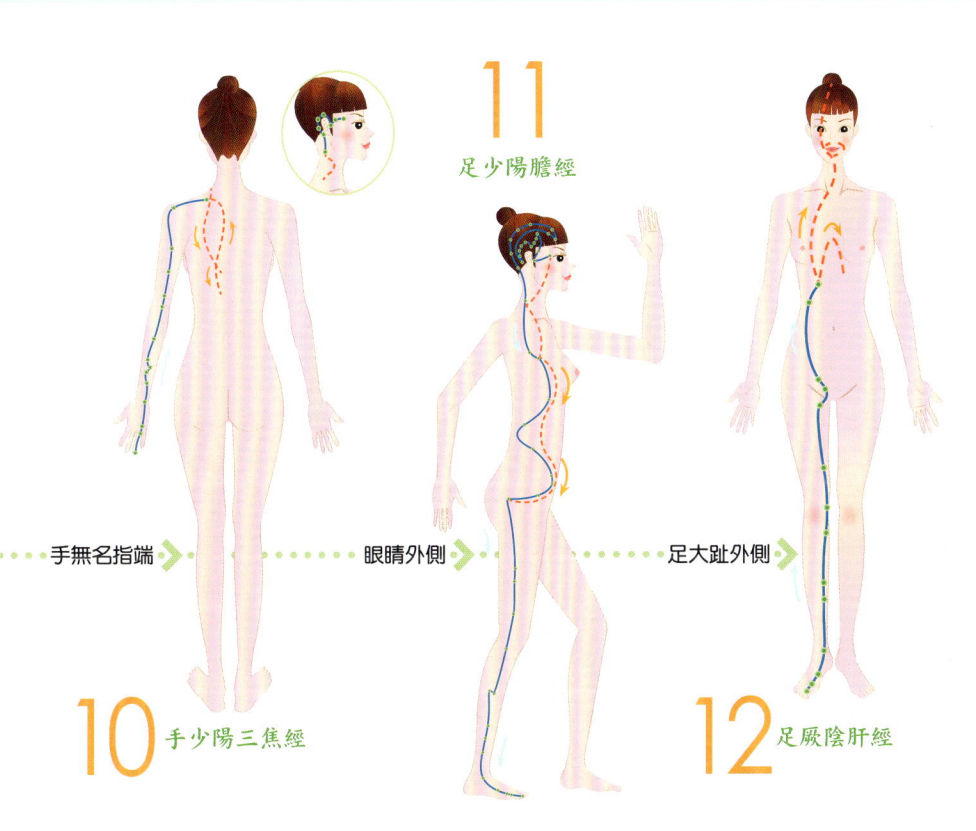

11 足少陽膽經

手無名指端　　　眼睛外側　　　足大趾外側

10 手少陽三焦經　　**12 足厥陰肝經**

十二經脈位置與順序表

手/足	運行走向	陰經/陽經	聯繫臟腑	連接順序
手	從胸部往手部：沿著掌面、前臂走	太陰	肺	1
		厥陰	心包	9
		少陰	心	5
	從手部往頭部：沿後臂、手背面走	陽明	大腸	2
		少陽	三焦	10
		太陽	小腸	6
足	從頭部往足部：沿軀幹，腿的前面、外側及後面走	陽明	胃	3
		少陽	膽	11
		太陽	膀胱	7
	從足部往腹部：沿腿內側與胸腹前面走	太陰	脾	4
		厥陰	肝	12
		少陰	腎	8

PART 1　通經找穴，一點都不難！

通經找穴，
一點都不難！

不必擔心密密麻麻遍布全身的穴位讓你迷了路！尋找穴位，只要在附近0.5公分以內的範圍，進行按摩同樣有效果。

有效取穴的原則

人體中分布有670個穴位，都是氣血運行所行經的孔洞，要疏通瘀塞堆積，先通大的孔洞效果自然比較好，大的通暢了，再清除小穴的堆積物。例如治療或預防感冒，比較大的「風池穴」效果最好。所以找到正確的穴位是穴位按摩中最根本、重要的事。

然而，人體穴位具有自我保護的作用，會躲藏在皮表組織之間，且穴點有大有小，例如位於手指末端的少商穴、商陽穴，經估計大概細如筆心，而環跳穴則有五元硬幣的大小，因此，常讓初次接觸穴道按摩的人找不到穴道。

誤差0.5公分　按摩仍有效

對初學者來說，就算一時間無法立刻找到正確的穴位也沒關係，可先

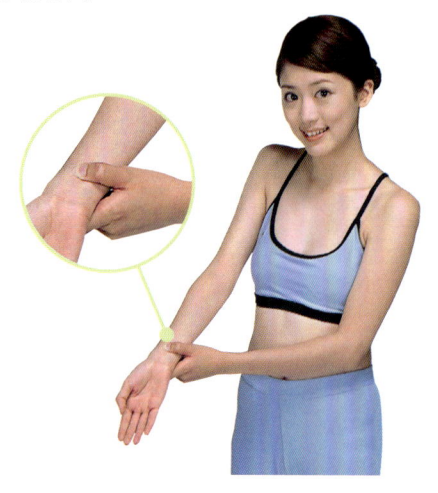

看書中穴位所在，只要在該穴位位置附近0.5公分以內的範圍，或者稍微擴散成一小平面，都可以達到按摩的療效，除非是針灸，必須要求一分不差、非常精準。

如果壓下去沒感覺、無任何反應，可能是按壓的地方不正確，或是因個人差異而使得穴點的位置有一點點的不同，此時可在原來按壓的附近尋找，實際用手指輕輕按壓，若有疼

PART 1 懂了經絡，治病養生不求人！

痛、僵硬、冷熱感，就是該穴位的位置了。

穴位反應因人而異

不過，出現的反應因人而異，有些人覺得隱隱作痛，有些人反而覺得酥麻或舒服，甚至有人完全沒反應。再者，身體各部位是相輔相成的，不是只單獨刺激某一個穴位，就能治療一切疾病，也不是某種疾病只刺激某單一穴道才有效果。

有時候對某種疾病可以列出數個有效的穴位，但並不表示要全部對這些穴道治療才有效，所以我們需要瞭解經絡臟腑與各屬穴位的相互關係，並正確選擇會產生反應的穴位。

另外，成人和小孩的身體不同，以及因個體不同，穴位也有些微的個人差異，所以要以自己的身體搭配底下的三大祕訣來找，才不會找錯位置。

經絡的取穴方法

方法1 透過人體自然標誌

1. **固定標誌**：乳頭、肚臍、眉毛、腳踝、趾／指甲、等，這都是常見判別穴位的指標。如：印堂穴位在雙眉的正中央、膻中穴位在左右乳頭中間的凹陷處。

2. **動作標誌**：必須採取相應的動作姿勢才能出現的標誌，如張口取耳屏前凹陷處，即為聽宮穴。

方法2 利用手指度量

中醫常以手指作為尋找穴位及度量尺寸的方法，稱為「同身寸法」。

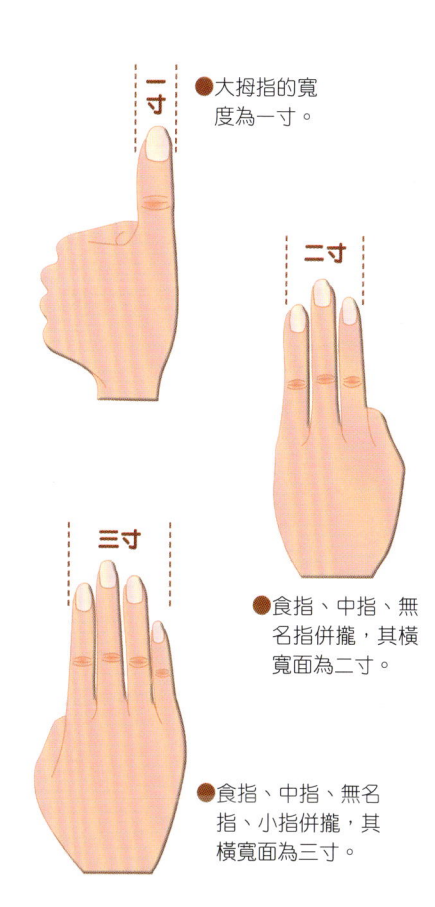

● 大拇指的寬度為一寸。

● 食指、中指、無名指併攏，其橫寬面為二寸。

● 食指、中指、無名指、小指併攏，其橫寬面為三寸。

PART 1　通經找穴，一點都不難！

方法3 利用身體度量

利用身體部位與線條作為簡單的度量參考。

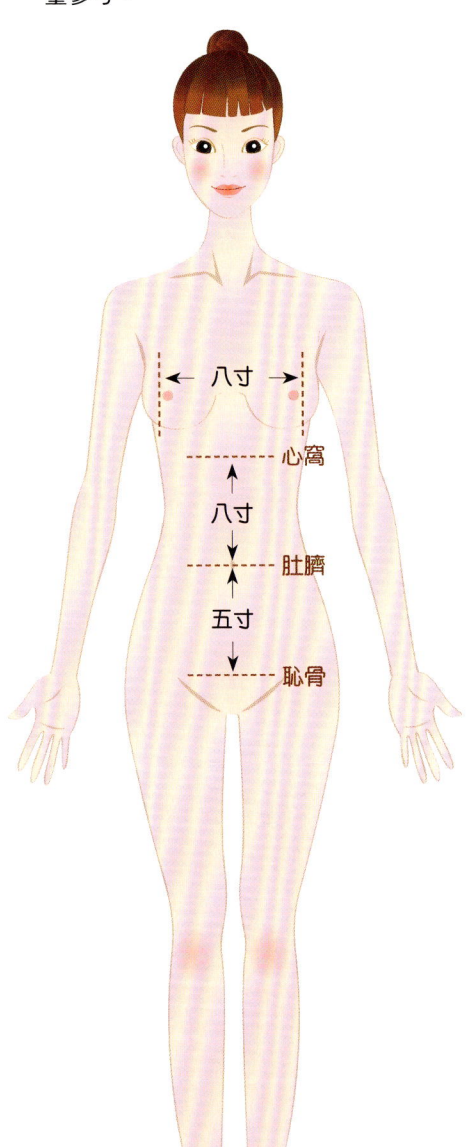

（圖示標註：八寸、心窩、八寸、肚臍、五寸、恥骨）

人體穴道分布的特性

1. 可以明顯感覺到動脈的位置。
2. 關節與骨頭的凹陷部分。
3. 皮膚下層的神經通道上。
4. 肌肉與肌肉相連的肌腱上。

穴名靈感從這來

傳統文化及中醫理論，常用到五行學說，也與顏色、聲音等關係密切。

- 五行：木、火、土、金、水
- 五音：角、徵、宮、商、羽
- 五色：青、赤、黃、白、黑
- 五氣：風、暑、濕、燥、寒

經穴名稱由來

經絡是人體氣血運行至臟腑的通路，而經穴（俞穴）則是經絡上氣血運行滯留或產生各種反應的部位，是正常時的敏感點、生病時的異常點，也是按摩針灸時的刺激點。

天地萬物皆可為穴名

人體的穴位很多，目前公認的穴位名有361個，位置則有670個。穴位名稱主要是依據中醫的基本概念，使用陰陽、五行學說，或以五行套用

PART 1 懂了經絡，治病養生不求人！

五音、五色、五氣，或是配合人體部位、天文學知識、地理知識、動植物名稱、建物名稱、中醫臟腑理論等來命名。

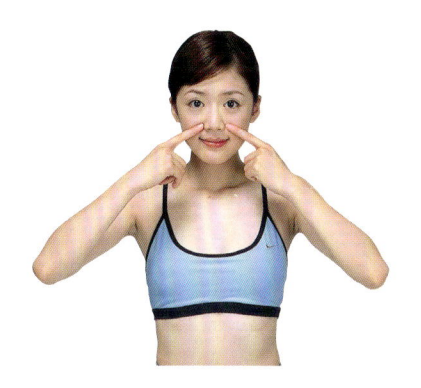

例如「乳根」＝乳房下方，「大椎」＝大塊凸起頸椎，是根據人體部位與大小或相對位置來命名；湧泉、合谷、承山、陽池、支溝，其中的泉、谷、山、池、溝等，靈感是來自高低、深淺不一的地理名稱；「伏兔」、「魚際」等，靈感來源明顯是動物名稱；「內關」靈感是該穴的位置和重要性像城門一樣。看似五花八門的經穴名稱，其實都有邏輯和規則可循，大抵是根據穴位的特性、位置或功能，用比擬、象形、會意或寫實的方法來命名，瞭解穴名的意義，正確位置和療效也就更容易記住。

● 鼻翼附近的迎香穴，攸關鼻部健康，鼻子一通，嗅覺恢復，也就能迎來香氣，穴名便是臨床治療經驗得來。

從穴名可窺主治病

由於每一個穴位各有所屬經脈，每組經脈又各屬於某一臟腑，穴位能反應、治療經絡、臟腑的問題，因此，有時從穴名當中，也可以推知各個穴道的主治疾病。如風池就是治療感冒的穴道，迎香可改善鼻及嗅覺，睛明、光明穴主要治療眼部疾病，肩井則是可有效治療肩部疾病的穴道。

什麼叫原穴？

原是根本、原氣的意思，人體有先天與後天之氣，這兩種合起來環繞全身，這種氣出現最多的地方就是原穴。古人認為原穴是十二經絡的根本，用來治療五臟六腑之疾病，有不錯的效果。十二經絡各有一個原穴，分別是肺經（太淵穴）、大腸經（合谷穴）、胃經（衝陽穴）、脾經（太白穴）、心經（神門穴）、小腸經（腕骨穴）、膀胱經（京骨穴）、腎經（太溪穴）、心包經（大陵穴）、三焦經（陽池穴）、膽經（丘墟穴）、肝經（太衝穴）。

19

PART 1　經絡暢通的自我檢測法

經絡暢通的自我檢測法

利用簡單的小測驗，教你從經穴和生活習慣上檢視自己的健康狀況，更進一步掌握需要調整的養生方向，省時又不花錢。

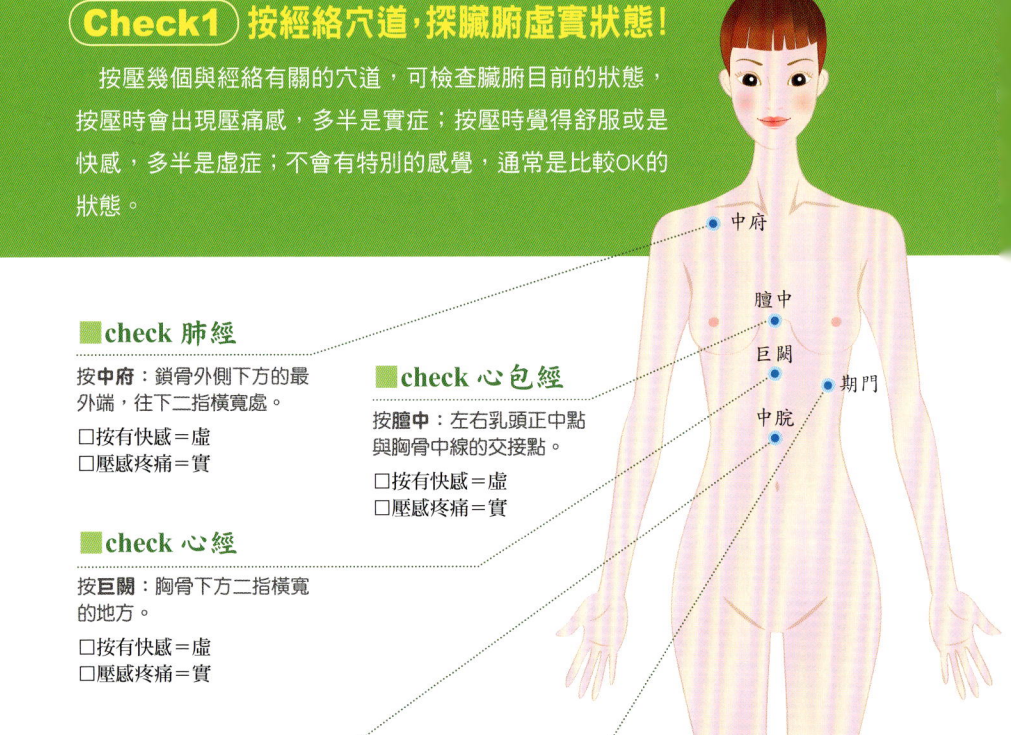

Check1　按經絡穴道，探臟腑虛實狀態！

按壓幾個與經絡有關的穴道，可檢查臟腑目前的狀態，按壓時會出現壓痛感，多半是實症；按壓時覺得舒服或是快感，多半是虛症；不會有特別的感覺，通常是比較OK的狀態。

穴位：中府、膻中、巨闕、中脘、期門

■check 肺經
按**中府**：鎖骨外側下方的最外端，往下二指橫寬處。
- □按有快感＝虛
- □壓感疼痛＝實

■check 心包經
按**膻中**：左右乳頭正中點與胸骨中線的交接點。
- □按有快感＝虛
- □壓感疼痛＝實

■check 心經
按**巨闕**：胸骨下方二指橫寬的地方。
- □按有快感＝虛
- □壓感疼痛＝實

■check 胃經
按**中脘**：肚臍上方六指橫寬的地方。
- □按有快感＝虛
- □壓感疼痛＝實

■check 肝經
按**期門**：乳頭正下方，第6、7肋骨間。
- □按有快感＝虛
- □壓感疼痛＝實

PART 1 懂了經絡，治病養生不求人！

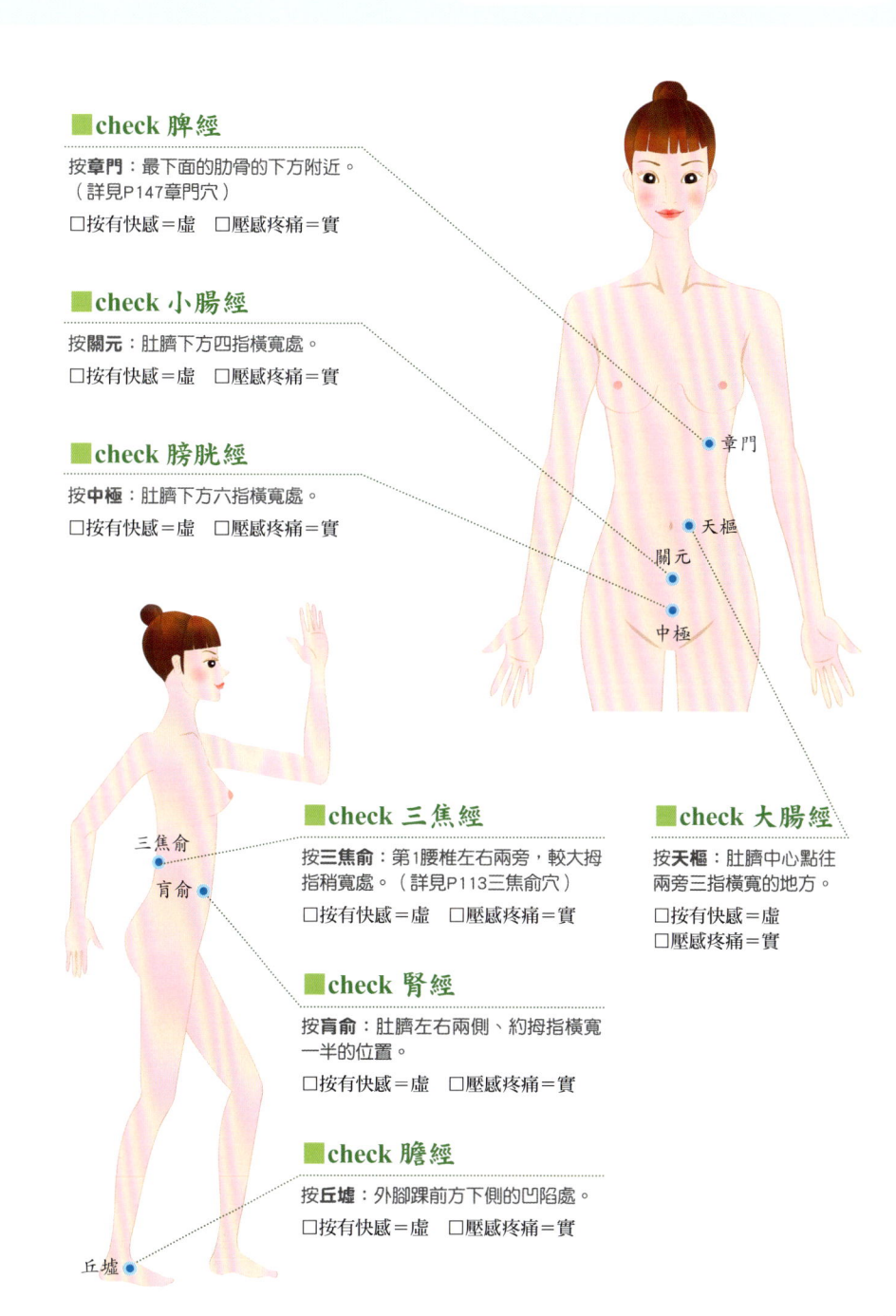

■check 脾經

按**章門**：最下面的肋骨的下方附近。（詳見P147章門穴）
□按有快感＝虛　□壓感疼痛＝實

■check 小腸經

按**關元**：肚臍下方四指橫寬處。
□按有快感＝虛　□壓感疼痛＝實

■check 膀胱經

按**中極**：肚臍下方六指橫寬處。
□按有快感＝虛　□壓感疼痛＝實

章門
天樞
關元
中極

三焦俞
肓俞
丘墟

■check 三焦經

按**三焦俞**：第1腰椎左右兩旁，較大拇指稍寬處。（詳見P113三焦俞穴）
□按有快感＝虛　□壓感疼痛＝實

■check 腎經

按**肓俞**：肚臍左右兩側、約拇指橫寬一半的位置。
□按有快感＝虛　□壓感疼痛＝實

■check 膽經

按**丘墟**：外腳踝前方下側的凹陷處。
□按有快感＝虛　□壓感疼痛＝實

■check 大腸經

按**天樞**：肚臍中心點往兩旁三指橫寬的地方。
□按有快感＝虛
□壓感疼痛＝實

21

Check2 冷底體質檢測表

冷對人體來說是一切麻煩的根源，當體內血液流動不順暢，出現堵滯，體質就容易變冷底，皮膚沒有潤澤感，生殖系統更怕冷；變冷，是血液循環不好的信號，現在就來聽聽身體的聲音！

如果以下敘述符合你的狀況，請在□內打 ✔ 喔：

- □ 明明沒有睡眠不足，但是有眼袋
- □ 有時候就是會覺得肩頸僵硬，身體感到累累的
- □ 有生理不順的問題，而且生理痛比較劇烈
- □ 腳趾甲容易白白的，而且趾甲面上有細長的紋路
- □ 洗澡時大部分是用淋浴
- □ 容易便祕，就算有排便，也是一顆顆的像羊便便
- □ 不喜歡吃青椒、胡蘿蔔等黃綠色蔬菜和豬肝
- □ 因為運動不足已經開始自我反省
- □ 一天排尿的次數在5次以下
- □ 晚上睡覺時，會因為抽筋而醒來
- □ 就算是盛夏也不怎麼流汗
- □ 早上明明就可以輕鬆穿上的鞋，到晚上就變緊了
- □ 明明就不胖，為何鎖骨就是不明顯？
- □ 早上起床，臉看起來浮腫的日子不算少
- □ 用餐一定要搭配飲料或水，否則吃不下去
- □ 因為坐在辦公桌前工作，常常維持同一個姿勢

PART 1　懂了經絡，治病養生不求人！

檢測結果發表！

4個✔以下：

屬於不易變冷、體內水分也充足的體質，內臟也運作的很好，和其他人相比，是比較健康的人喔，但是如果臉上或腳有一點浮腫，表示代謝正在變低，只要做個按摩、輕鬆簡單的操，血液循環一下子就會回復了，很快消腫。平時可攝取有利尿作用的咖啡、茶等。

5～7個✔者：

不易變冷、體內水平衡不錯的體質。身體內部總是溫熱，血液循環也保持在理想健康的狀態，只要再稍做一點簡單的調整就很棒喔！平時溫性、熱性的食物都可以吃，但建議多吃烹煮過的黃綠色蔬菜，偶爾改吃生菜也可以，記得水果的攝取不要間斷，缺乏運動以及睡眠不足，也可能讓體質變冷喔。

8～10個✔者：

容易變冷、體內有許多水分的體質。通常體內水分充足，皮膚會有滋潤感，但是水分多而循環慢，體內多餘的水分未能順利排出，也是容易引起內臟冷的原因，因此平時要多運動，泡熱水澡讓身體暖和起來，避免激烈的節食或減食減肥，當然也不要吃冰、冷飲，加重虛冷情形。

10～12個✔者：

屬於易變冷但體內水分還算平衡的體質。儘管手腳、臉、皮膚不冷，體溫也正常，但身體內部卻容易變冷，全身循環代謝力低，只要水喝多了就會冷起來。建議不要喝冷的啤酒或清涼飲料，要多運動，泡溫熱水澡，注意穿著不要讓腹部冷到，多攝取肉桂、韭菜、紅鳳菜、薑或可讓身體暖起來的食物，辛香料也有加熱效果！

13個✔者以上：

容易變冷的體質，而且因為體內水分不足，排尿的次數少，排便也不順暢，體內容易堆積毒素，也會反應在皮膚上，容易長痘痘。要多注意水分的補充，多做適度的活動讓身體的血液循環變好，平時應該禁喝冷飲。這類型的人可能沒察覺自己是冷體質，但內臟器官已經屬於冷底，再下去會影響荷爾蒙分泌，女性尤其要注意。

經絡快通 8大法

PART 2

練成絕世神功可能太夢幻,
打通任督二脈卻未必不可行!
人體經絡具有保衛機體的作用,
透過適當的方法與鍛鍊,
給予相應的刺激,
有助於確保經絡暢通、
氣血運行週身無阻。

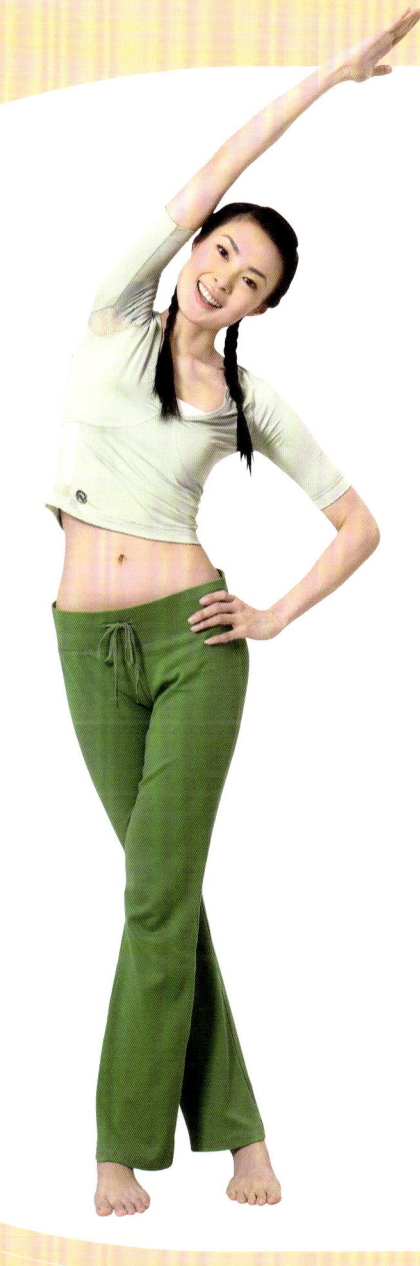

- 按摩、推拿有活力　**26**
- 經絡刮痧有巧妙　**34**
- 針灸經絡真神奇　**38**
- 拍打經絡通通氣　**42**
- 氣功養生調免疫　**44**
- 勤練經絡瑜伽不怕老　**50**
- 經絡芳療好放鬆　**58**
- 經絡養生，配合飲食快易通　**60**
- 通經絡的注意事項　**62**

PART 2 按摩、推拿有活力

按摩、推拿有活力

經絡按摩簡單方便，不需艱深知識與專業醫療器具，只要熟練方法與經絡走向，不論在家出外或開會坐車，隨時都能進行自我保健。

按摩活絡氣血保健康

人體臟腑運作以氣血為能源，氣血不通，人就會生病。以中醫的觀點來看，按摩、推拿能行氣活血，以現在醫學觀點來說明，是因為按摩、推拿能讓局部組織的微血管擴張，促進紅、白血球增生，增強局部的營養供應、加強組織修復，進而增強人體的抵抗力。

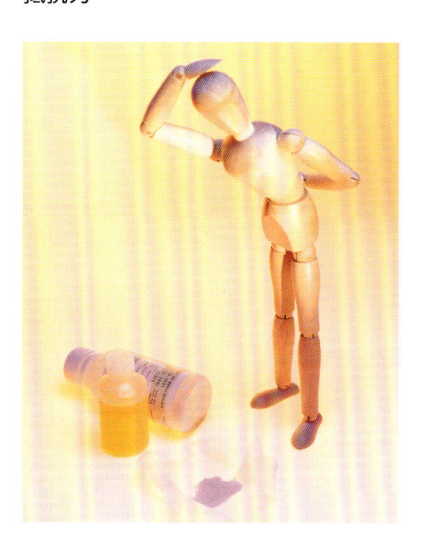

按摩推拿有3大功效

1. **滋補臟腑**：在中醫學理中，陰與陽是人體生理功能的表現，例如交感神經與副交感神經，陰陽平衡結合人體就會健康，但若其中一個功能過高或過低時，人體內臟機能就會異常，產生病態，造成陰陽失調。按摩可瀉補異常的氣，使失調的陰陽趨於平衡，讓身體不易受到「外邪」的入侵而生病。

2. **通經活絡**：「邪氣」透過經絡入侵人體，當經絡不通、經氣不順就會導致氣血失調，使人容易生病。藉由經絡傳導，身體病變會反映於外表，表現在相關部位或穴位。透過按摩刺激穴位，可使經絡暢通、調整經氣，達到保健目的。

3. **強化關節肌肉**：可針對關節周遭的肌肉、筋骨進行按摩，促進氣血運行，如退化性關節炎患者，可改善周遭肌肉的血液循環，加強關節的

PART 2　經絡快通8大法！

靈活度、活動度，並能改善皮膚吸收營養能力與肌肉張力，保有肌肉韌帶的伸縮性。

讓人生病的「邪氣」！

中醫認為人會生病，是為「邪氣」入侵。邪氣可分為「寒、暑、風、濕、熱、燥、火」七種致病的「外因」，與「喜、怒、憂、思、悲、驚、恐」七種情緒、精神因素影響的「內因」。

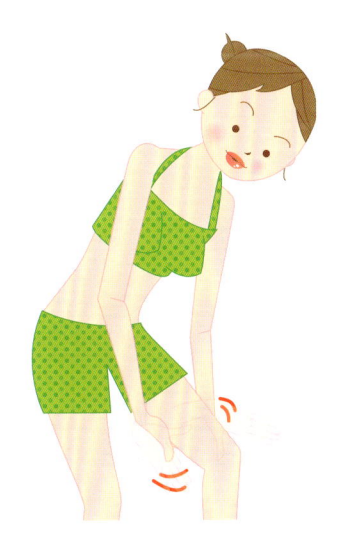

● 工作或旅行中，隨時利用空檔推揉、按摩，有助於疏通阻塞的經絡，改善肌肉疲勞。

按摩的3大優勢

1. **容易做**：只要按壓身體穴道，就能對症治療。不需透過專業的醫療器具，只要過用手部按壓動作，隨時隨地都可進行。
2. **效果多**：人體的穴道遍布，有多個治療疾病的特效穴道，還可以調整全身機能，強身健體，很適用於平日保健。對於頭暈、噁心等非疾病的不適症狀有即時緩解的作用。
3. **治療安全**：只要懂得選擇合適穴位，注意按摩的手法與反應，穴道按摩不會有太大的副作用，一般來說，這種治療方式，可以說是人人都能接受。

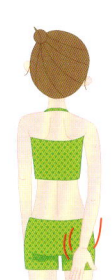

要按多久才有效？

通常會在早晨及睡前各按摩一次，每次約10～15分鐘，一般以6天為一個療程，之後休息1～2天再繼續，進行一個月後視症狀緩解的情況調整。

慢性病則以一個月為一療程。持之以恆是按摩最重要的原則，持續堅持，才能讓身體慢慢變得更健康！

PART 2　按摩、推拿有活力

你一定要知道！按摩後常見的2大反應

以一般的手法來按摩穴位，主要的二個反應是：痠痛、發熱。

反應1：痠痛

按壓刺激穴位時，如特定部位的肌肉比較緊繃，按下去容易產生痠痠痛痛的感覺，然後逐漸感到活動靈巧、神清氣爽，與該部位或穴位相對應的經絡、血管和神經，也會產生作用，因此一般人對穴位按摩會有「痛則不通，通則不痛」的印象。

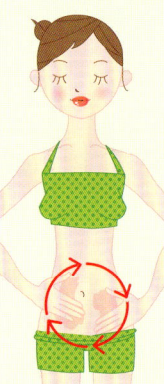

反應2：發熱

進行穴位按摩時或結束後，會覺得身體某部位明顯發熱，例如按壓天樞穴，小腹與大腿內側會感到有熱流通過；按壓極泉穴時，整個上肢會出現顯著的溫熱感等，這是因為刺激局部的血液循環，改善血行使得溫度上升，也是經絡功能在按摩時得到調整與加強的呈現。因此，按摩完後會覺得熱熱的，感到輕鬆舒服。

選對幫手，效果加倍！

在按壓的部位塗上有特殊作用的潤滑劑，可保護皮膚、增加按摩療效，這種潤滑劑就稱為按摩介質。常用的按摩塗劑介質與作用有下列7種。

1. **紅花油**：有消腫止痛的作用，常用來治療軟組織損傷。
2. **按摩膏**：可購買成品或自製，將凡士林溶於鍋中，再加入具療效的藥材，煎至藥材呈焦黃色熄火，然後過濾藥渣，待涼後即成。
3. **麻油**：塗上少許麻油，可加速熱能傳導至經絡，增強療效，多用於刮痧療法或摩法、推法等。
4. **生薑汁**：有溫經散寒的功效，可治療風寒表證。

PART 2 經絡快通8大法！

5. **外用藥酒**：把有療效的草藥浸於白酒內數日後，取出使用。藥材可選擇活血化瘀、疏經通絡的藥物，可改善風濕疾病、急慢性損傷等。
6. **薄荷水**：多使用於夏季，以25%的薄荷腦和75%的酒精配製而成，有清涼退熱的功效，多用來治療小兒發燒與風熱外感。
7. **滑石粉**：能減少與皮膚間的摩擦，並有吸汗、清涼的作用，通常多應用在小兒推拿中。

按摩介質多少含有刺激成分，使用前最好在皮膚局部做過敏測試，幼兒尤要慎用，以免使用不當，造成皮膚燒傷、潰瘍。

善用輔助工具，輕鬆按

疏通經絡的方法很多，重點都在要「動」，腳動、手動、全身動都可以，按摩、推拿身體某些部位，就得側身彎腰，會動到平時不會動的部位，使身體得到伸展，所以自己按摩效果更佳。

然而疏通經絡，貴在持之以恆，善用工具，也有利於持續進行。交替使用日常生活中取得容易的輔助工具，例如筆蓋、牙籤、梳子、高爾夫球、傘柄、髮夾末端等，或市售的按摩器具，都有助於養成良好的按摩習慣。

工具1 原子筆蓋
- **特點**：取得容易，隨取隨用。
- **適合範圍**：面積小的穴位，如手指、腳底。
- **使用方法**：在穴位上定點按壓。
- **注意事項**：最好是用圓滑、圓潤的一面，按時要輕，避免刺傷皮膚。

工具2 蓮蓬頭
- **特點**：充分運用洗澡時放鬆的心情，可提昇按摩功效。
- **適合範圍**：局部範圍，如肩頸、腰背、足部。
- **使用方法**：用蓮蓬頭的水注直接刺激局部範圍，促進血液循環與新陳代謝，尤其是工作壓力太大時，容易使肩頸酸痛緊繃，沖一沖會比較舒服。
- **注意事項**：注意水溫不要過高，避免燙傷。

工具3 木球
- **特點**：隨時可用，很方便；而且木頭與人的親和力較佳，調整氣血較溫和。

PART 2　按摩、推拿有活力

- ■ **適合範圍**：肌肉較厚的部位，如腰部、大腿外側、小腿肚。
- ■ **使用方法**：將木球放在痠痛部位上來回滾動，加上適當的按摩即可。
- ■ **注意事項**：肌肉較薄的地方避免，滾按時間也不要太長，以免因為省力、滾得太舒服，不小心用力過重造成瘀血，甚至脫皮；皮膚較薄的老人或糖尿病患者不宜。

工具4　梳子

- ■ **特點**：方便隨時可取用。
- ■ **適合範圍**：肌肉較厚的部位，如腰部、大腿外側、臀部、頭部。
- ■ **使用方法**：選用前端小圓球的梳子，可以用來敲打身體，讓肌肉局部放鬆，改善血液循環。
- ■ **注意事項**：若沒有小圓球，對皮膚容易造成傷害。應選用乾淨的梳子，以免髒東西附著。

工具5　數把牙籤

- ■ **特點**：隨時可取用，對硬皮組織有較佳的刺激效果。
- ■ **適合範圍**：較硬的腳皮或角質化的定點。
- ■ **使用方法**：將20～30根牙籤用橡皮筋綁住，以前端連續來輕敲穴位。
- ■ **注意事項**：要避免尖銳端造成皮膚的傷害。

市售按摩道具那麼多，我該如何選用？

市面上有許多常見的按摩道具，如按摩球、按摩滾輪、按摩手套等，選用時需注意下列幾點：

1. 先要考慮按摩的表面是否圓滑，不要太尖銳以免不小心刺傷。
2. 注意按摩時間，因為不是人工按摩，比較不會覺得累，留心不要按摩過度，以免造成不適的症狀，或擦傷皮膚表面。
3. 按摩力道不宜過強，不要以為越痛越有效，有些穴位周圍有大動脈與重要神經，定點按摩的時間不要超過5～10分鐘。
4. 材質以木頭製的最佳。

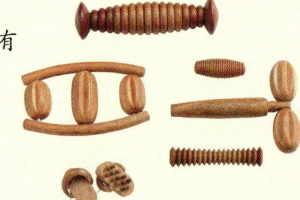

PART 2 經絡快通8大法！

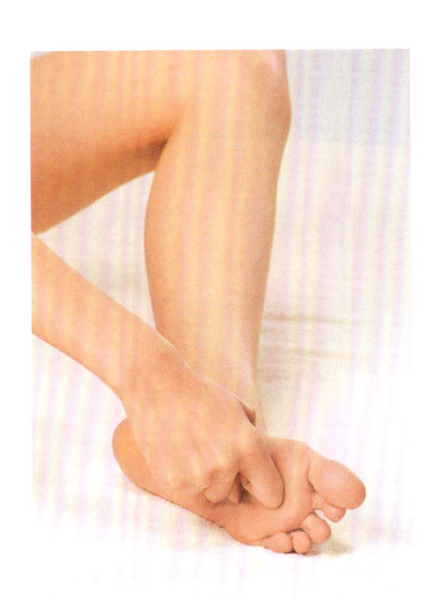

按摩10大禁忌

雖然按摩是溫和的中醫療法，但是當體質處於特殊狀態時，不當的按摩卻有可能讓你的身體更難過！

1. **發燒37.5度以上**：發燒時按摩容易使病情加重。
2. **穴位周圍有異常時**：關節腫痛、骨折時要避免按摩，以免對傷口造成二度傷害。
3. **酒醉時不宜進行**：如果指壓不當卻又勉強進行時，容易發生嘔吐不適症狀。
4. **飯後半小時內不適合**：飯後血液集中在腸胃，按摩腹部會使血液流至他處，造成消化不良，按摩後的半小時也不應該進食。
5. **飢餓或疲累時**：此時體內的血糖偏低，按摩反而會耗費能量。
6. **生理期中要注意**：按三陰交穴、合谷穴可緩解經痛，但也有些穴位刺激後會引起神經反射，造成經量過多等情況，不可不慎。經期前按摩不在此限。
7. **手術後**：針對手術部位來評斷是否適合按摩，不宜在傷口附近進行，以免傷口未癒合，不小心又裂開。
8. **高血壓患者**：最好不要任意按摩，以免血壓升高。
9. **懷孕初期與待產階段不宜**：避免過度刺激引起神經反射，導致子宮平滑肌收縮，影響胎兒。
10. **不足一歲的嬰孩**：發育尚未成熟的小嬰兒較為脆弱，任何的手法都可能引起傷害。

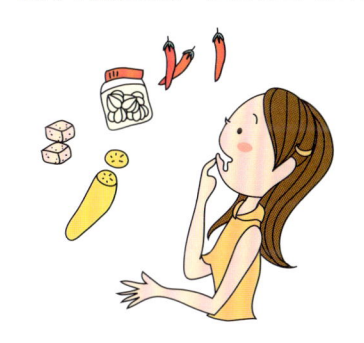

7大按摩、推拿常用手法

按摩推拿手法可分60多種,以下介紹常用的手法,可照適當方式運用在適合的身體部位,輕鬆保健,趕跑病痛!

【推法】

以手指、手掌或手肘在經穴上施力及順著經絡行進路線推進。常用於胸部、臀部、腿部。

方法	使用部位	說明	適合部位
指推法	手指	利用拇指指腹及側面直線推進,其餘四指輔助,每次進行4～5次。	範圍小的痠痛部位,如肩膀、腰臀及四肢。
掌推法	手掌	利用手掌根部或手指,當按摩面積較大或要增強效果,可以利用雙手交叉重疊的方式推進。	面積較大的部位,如腰背、胸腹部。
肘推法	手肘	手肘彎曲,以肘端施力推進。刺激性較強。	體型較胖及肌肉豐厚的部位,如臀部、腿部。

【按法】

最常見的按摩方式,由輕到重慢慢用力,穩且持續地輕壓,讓刺激達到組織深部。

方法	使用部位	說明	適合部位
指按法	手指	以拇指指腹作定點穴位按壓。	全身痠痛部位,常用於頭暈、偏頭痛與腹痛。
掌按法	手掌	利用手掌根部、手指合併,或雙手交叉重疊,針對穴位進行由上而下的按壓。	面積較大且平坦的部位,如腰背疼痛及腹部疼痛。
肘壓法	手肘	手肘彎曲,利用肘端施力按壓。刺激性較強。	體型較胖及肌肉豐厚的部位。如臀部、腿部。

【摩法】

按摩手法中最輕柔的一種,力道僅達皮膚及皮下,摩得比較快就是瀉,摩得較慢就是補。

方法	使用部位	說明	適合部位
指摩法	手指	以食指、中指、無名指等指腹,進行順時針或逆時針方向的輕揉。	胸部和腹部。
掌摩法	手掌	利用手掌掌面或根部,進行順時針或逆時針方向的輕揉按摩。	臉部、胸部和腿部按摩。

PART 2　經絡快通8大法！

【捏、拿法】

在特定部位及穴位上，以手指提拿及捏掐的方式施力；拿法指尖端較重，捏法中段力量較重。應用時力道要柔和。

方法	使用部位	說明	適合部位
提拿法	手指	以大拇指和食指、中指等指尖施力，提拿力道由輕而重再由重而輕。	頸部、下巴、肩部、腹部、臀部及四肢部位。
捏掐法	手指	利用手指以捏掐方式施力，力道由輕而重再由重而輕。	頸部、下巴、肩部、腹部、臀部及四肢部位。

【扣擊法】

扣擊法分為掌擊、叩法兩種：

方法	使用部位	說明	適合部位
掌擊法	手掌	手指彎曲，以虛掌及手掌根部擊打特定部位。	腰部和腿部。
叩法	拳頭	手握空拳輕輕捶擊特定部位，刺激性較大，需留意力道與部位，以免引起不適或受傷。	肢體部位。

【揉法】

和摩法相同，只是用力較大，此法在小兒推拿中較常用。有兩種：

方法	使用部位	說明	適合部位
指揉法	手指	以手指腹側面在或穴位上，緩慢輕柔地做環旋運動，揉作用面小，力量較深。	胸部和腹部。
掌揉法	手掌	以掌根或手掌為著力點，腕部放鬆，做輕柔緩和的反覆回旋和移動。掌揉的作用面大，刺激和緩。	臉部、胸部和腿部按摩。

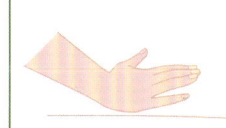

【擦法】

利用雙手掌面、手掌根部貼緊肌膚作上下、左右及前後的往返按摩。適用於四肢、肩背及關節部位的痠痛治療。

PART 2 經絡刮痧有巧妙

經絡刮痧有巧妙

刮痧是傳統保健方法之一,也是穴位按摩手法的延伸,只需小小的刮痧板,就能疏通經絡、促進代謝、緩解許多不適症狀,好處多多。

刮痧的優點
1. 操作簡單,只要知道正確的方法與重點,不需要花費太多精神與時間學習,就能上手。
2. 不需專業工具,只要有刮痧板即可,經濟實惠。
3. 實用性高,許多小問題,都可以用刮痧改善。
4. 副作用小,正確實行時,不會引發危險與不適症狀。
5. 具有立竿見影的療效,例如肩頸酸痛、頭痛、經痛、失眠等,經過刮痧就能得到立即的療效。

刮痧的功效與原理
中醫認為「痧」是累積在人體裡、經絡內的有毒物質,所謂「氣血瘀積成痧」。

刮痧就是使用特定工具,在特定部位連續刮動,使皮膚發紅充血,出一片片或一塊塊的瘀斑或瘀點,藉由「出痧」來刺激體表經絡,通過經絡的傳導作用,疏散體內瘀積的氣血、促進全身的新陳代謝,以達到調整身體功能、防治疾病的目的。

刮痧是經由刺激經穴,以增加人體的免疫能力,因此不限部位,刮不同的地方就會有不同的效果。

刮這裡,效果不一樣!

頭部	能促進頭部血液循環,改善頭痛、頭暈、偏頭痛
頸肩部	能治感冒、退燒、消除疲勞、消暑、頭痛
背部	預防疾病、預防感冒、保健器官,改善易累、疲勞過度
胸部	可改善心、肺疾病、胸部鬱悶
腹部	適用於腹脹、食慾不振、胃炎、打嗝
四肢	能改善四肢腫痛、麻木的症狀

PART 2　經絡快通8大法！

一般刮痧以頸、肩、背部位為主，刮位於頸、頭交界的「頸三條」，就能暢通氣血，舒暢全身，還能改善肩頸僵硬、頭痛頭暈，治療中暑、感冒；刮脊椎中部至腰部的「下背三條」，則有緩解容易疲勞、疲勞過度、肝炎、胃炎的作用。

刮痧的用具

由於刮痧主要用來治療熱證、實證，因此使用陰寒性重的工具最好，使用不傳導、不傳熱，又硬的水牛角刮痧板較佳，可以質地光滑堅硬、厚薄適中、好拿易握做為選擇參考，也可使用梳背、玉石、瓷杯、瓷碗、瓷器片、小湯匙、銅錢、鈕扣、硬幣等等工具，但是要注意刮痧工具的邊緣要鈍且光滑圓潤無缺口，才不會刮傷皮膚。

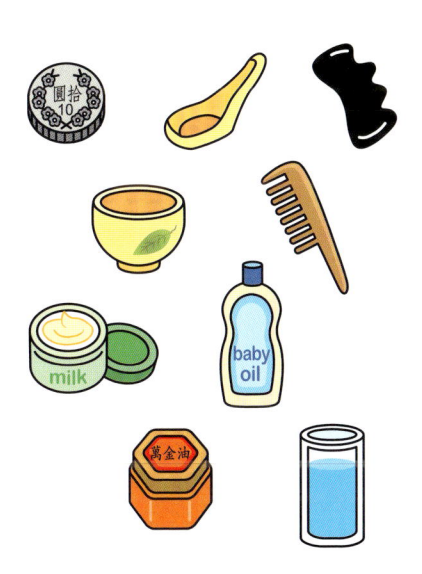

如果手邊沒有任何工具，彎曲手指，以指背代替刮痧板也行。

在刮痧之前，可以在要刮的部位塗上一層薄薄的潤滑劑，這些潤滑劑包括水、油、米酒、嬰兒油、面霜、凡士林、橄欖油等都行，使用潤滑劑的目的，是為刮痧時增加皮膚潤滑作用，減少磨擦力，避免皮膚擦傷，如果使用萬金油、青草膏或含有川芎、紅花的藥膏更好，它們不僅能潤滑，還有擴張毛細孔、活血化瘀的作用。

刮痧時的注意事項

1. 刮痧時毛細孔擴張，吹風容易受寒，引起頭痛頭暈，因此冬季在室內刮痧時，要調高溫度，夏季刮痧更要避免吹冷氣、吹電風扇。
2. 皮膚若有小傷口，要避開傷處，可在周圍三公分處刮，能刺激周邊血液循環，加速傷口癒合。
3. 刮痧部位，以毛巾擦乾淨，或用濃度75%的酒精消毒。

4. 刮具與皮膚表面接觸，以呈90度直角較佳。
5. 剛開始刮痧時力道要輕，再漸漸加重，刮時單向出力順著刮，不可來回刮。
6. 刮時速度、力道要適中，不要強求出痧。刮三到五下後，皮膚呈暗紅或青紫色而不覺得痛，表示刮痧有效，可以繼續再刮，如果刮了十幾下，皮膚仍沒發紅，又一直喊痛，表示無效，就應該停止。
7. 一般刮痧的順序是從肩頸部開始（肩頸氣血樞紐，有肩頸一鬆、全身鬆的說法），再來是頭部、背部、胸部、腹部、四肢，最後是關節。一般每個部位刮15～20次，至米粒狀的痧點出現，不再變色，就可停止，換其他部位再刮。
8. 神經、血管豐富的地方例如頸部正面，或像鎖骨、髖骨等骨骼較突出的部位，為了預防因為施力不當而造成血管破裂或發炎，應該要盡量避開。
9. 如果幫親友刮痧，刮拭過程中應隨時詢問「會不會不舒服」，被刮者若明顯感到不舒服，最好立刻停止，讓人休息。

刮痧的頻率

　　刮痧沒有時間、空間限制，但不宜太過頻繁，一般來說，至少距離3、5天，不要每天刮、一天就刮好幾次，另外，空腹、宿醉、熬夜過後也不適合刮。正常情況下，「出痧」後2～3小時至1天內就會褪去，年紀大、症狀較嚴重的人2～3天就消失。

刮痧之後的保健

1. 刮完後，新陳代謝加快、排汗增加，應即刻喝掉一大杯500cc的溫開水，補充流失的水分，並加速體內癈物的排除。

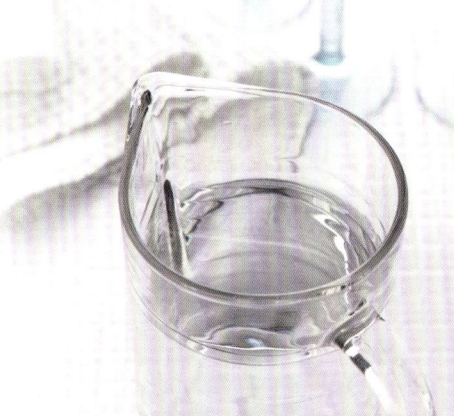

PART 2 經絡快通8大法！

2. 刮完後，體表毛孔擴張，應避風以免受涼，最好選擇陰涼處休息。
3. 刮完後，由於毛孔舒張，容易受涼，不宜馬上洗澡，最後是刮完2小時後再入浴。
4. 刮完後，可多吃一些清淡、解暑清熱的食物。
5. 刮完後，多數患者馬上就會覺得輕鬆，如果不會覺得輕鬆，反而覺得不舒服或者症狀加重，就應該立即就醫。

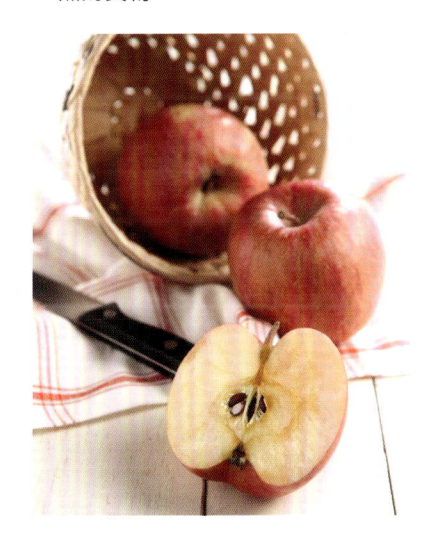

下列情況不宜刮痧

1. 急性傳染病。
2. 大面積燒傷、皮膚潰瘍感染者。
3. 惡性腫瘤。
4. 懷孕婦女。
5. 嚴重心肝腎功能衰竭、高血壓、中風患者。
6. 身體太瘦，皮膚失去彈力者，破皮有傷口。
7. 心臟病患者。
8. 肺炎、闌尾炎、風濕性關節炎等炎症急性發作時。
9. 血友病或有出血傾向者。
10. 小兒及老年體弱者。

刮痧不必又紫又紅又大片！

刮痧後，皮膚會出現米粒狀的痧點，症狀輕的會出現鮮紅色、數量少、分散的痧點；症狀較重的，會出現紫紅色、數量多甚至成團的痧點。每個人的體質、症狀不同，並不是刮出的紫紅色越多、越大片才有效，如果強求出痧，用力不當，反而可能造成微血管破裂或皮膚受傷。

PART 2 針灸經絡真神奇

針灸經絡真神奇

針灸刺激穴位的方式直接，對疏通經絡有明顯效果，除了透過醫師用針，也可以利用簡便的針灸貼布，促進健康。

針灸療法的特點

針灸是中醫普遍的治療手段之一，針即針刺，灸即艾灸，針法是透過各式的針具，在人體的特定部位或穴位給予刺激，進而抒發經絡之氣，調整失衡的臟腑機能，讓身體恢復健康，一般多用針法來治療急性病。灸法是使用艾絨、艾條、艾炷等藥料，燻灼特定部位，藉由溫熱刺激，抒發經絡之氣，恢復臟腑機能，通常多用灸法來治療慢性病。

以針灸疏通經絡效果顯著，例如針灸脾經的三陰交穴，能改善生理痛；針刺胃經上的足三里穴，有強壯保健，改善便祕、胃痛的作用，但是因為採取直接刺入穴位的方式，刺激性較強，對取穴位置的準確性有較高要求，依照現行醫師法，必須由受過完整訓練的中醫師才能進行。

近代另外發展出不需插針的針灸貼布，同樣以疏通經絡的針灸療法為基礎，方便一般大眾在家保健應用。

簡單認識針療法

常見的針刺療法有體針、耳針、頭皮針、梅花針等4種。使用針刺時，要盡量保持放鬆，避免暈針、斷針。

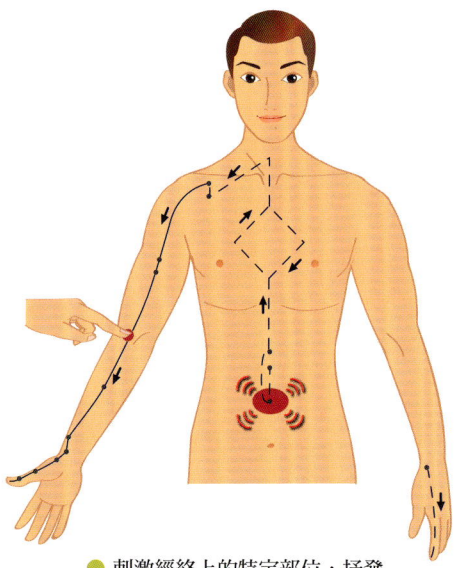

● 刺激經絡上的特定部位，抒發經絡之氣，能調整臟腑機能。

PART 2　經絡快通8大法！

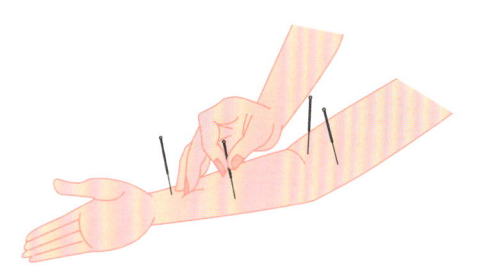

● 用針刺入體表經絡穴位或病變部位，治病迅速，但一定要專業中醫師才能施治。

1. 體針：最常運用的是28號～32號的毫針。
2. 耳針：使用毫針刺法刺激耳部相關穴位的方法。
3. 頭皮針：常用穴位有胸腔區、血管舒縮區和雙足運動區等。
4. 梅花針：將5到7支不銹鋼針叢固定在針柄的一端，並在身體的特定部位上進行叩打。一般有輕叩與重叩兩種手法，穴位與體針穴位一樣。

針灸的手法

常用的針灸方式如下：
1. 指針：對經穴部位的皮膚表面給予壓迫或揉轉。
2. 雀啄：刺入皮膚一段深度後，再加以抽動。
3. 捻轉：捻動毫針。
4. 留針：毫針刺入後留置於穴位。

每次針灸所需的時間約為20分鐘至半小時，療效與時間長短沒有直接關係，需視症狀而定。

針灸會痛嗎？

以針刺進皮膚，雖然會有感覺，但並不會很痛。因為痛覺神經分布於很薄的表皮層，所以當針進入神經感覺不敏感的脂肪層時，就不會感到明顯不適。

但是它會有針感，也稱為「得氣」感，有些人會出現酸、麻、脹、重的感覺，拔針後這種反應可能會持續一段時間，也都屬於正常，如針完後真的覺得麻木不舒服，可以在附近輕輕按摩，暢順經氣。

針灸的禁忌

1. 患有心臟病、重度高血壓、糖尿病的人不適合針灸。
2. 飢餓、太飽、緊張、疲勞、嚴重出汗等狀態下，不適合馬上針灸，應暫緩或改時間。
3. 患有血友病、敗血症等凝血功能欠佳的人應該避免針灸。
4. 懷孕婦女不宜針灸腹部。
5. 餐後半小時內不針灸。

PART 2 針灸經絡真神奇

針灸的注意事項

1. 針灸後會形成很小的傷口，一般會即時止血，如果碰到小量出血，用棉球按壓一下就能止住，已止血的傷口通常不會再出血，不必貼上膠布，傷口也不要揉按。
2. 針後兩小時內不要洗澡或游泳，避免感染，可以做一般運動，但是要保持傷口乾淨。如果出現比較明顯的瘀黑血腫，不要馬上揉按，避免擴大血腫，可用冷敷改善，兩三天後再以熱敷刺激血液循環改善血腫情況。
3. 針刺後偶爾會有微量的皮下出血，會出現一小塊青紫痕跡，通常不必處理，會自行消失。
4. 針刺後偶會出現局部過敏反應，出現小紅點、紅斑，通常不必處理，幾天後就會消失。但如果碰到有其他特別狀況，就要諮詢醫師。

針灸貼布療法

針灸是穿刺性的醫療行為，需要醫師進行，一般人可以使用簡便的無針貼布刺激穴位、疏通經絡。無針貼布大致可分藥物貼布與磁石貼布，都具有溫和、方便、拉長刺激穴位時間的優點。

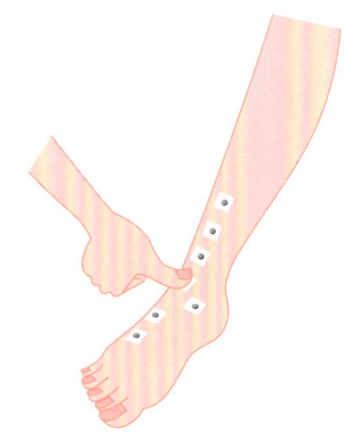

● 針灸貼布又叫無針貼布，行氣不像針灸那麼迅速，但也能幫助氣血循環。

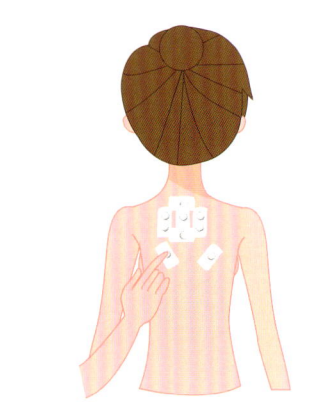

● 每年最熱的三日，在背部穴位貼上藥材磨成藥丸製成的三伏貼，能改善過敏體質。

藥物貼布是以藥材製成，有舒筋活骨、溫經通絡的效果，常見的三伏貼即為其中一種；磁石貼布，是以磁石

PART 2 經絡快通8大法！

與黏性膠布構成，貼於經絡穴位上，常用於耳針療法。無針貼布使用簡便，適合日常保健，諮詢醫師使用方式，也適合做為疾病的輔助治療，能使整體治療的效果更好。

溫熱刺激的灸療法

灸療法是將米粒般大小的艾草點燃在有效穴位上，藉由溫熱刺激改善身體機能、減輕病情症狀。它的原理是用灸的熱刺激點燒皮膚組織，藉此促進血液循環，讓血液中產生不同的免疫物質，提昇人體的抵抗力。

第一次接受灸療法的人，最好由專門的灸療師進行首次的灸療與指導，之後再自己進行，不過次數不能太多，一般成人在同樣的穴位上，必須施行3到7次的療治。灸療時要注意，空腹、飯後、發燒、極度疲累、飲酒後不宜進行，如果在灸療2、3天後，產生全身倦怠的現象，則應該減少灸療次數或艾草使用量。

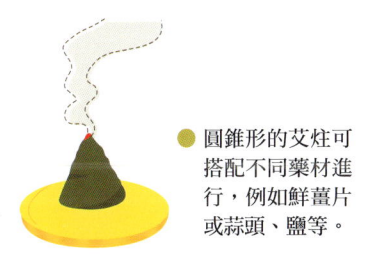

● 圓錐形的艾炷可搭配不同藥材進行，例如鮮薑片或蒜頭、鹽等。

通常灸療法的有效療程是一個月，連續一個療程約三週後休息一週，只作個一、二天就停止治療，是不能看到效果的。

簡便的耳針療法

人體臟器與各部位，在耳廓上都有「反射點」，當身體臟腑部位產生病變時，對應的耳廓區域常會出現壓痛，或是形態、色澤上產生改變。使用耳針，就是把耳朵當作人體縮影，透過刺激耳廓的反射點，就能改善相應的軀體或內臟疾病。

耳針療法應用簡便，較不受體質、證型所影響，日常作息也比較不會受到影響。「耳穴埋針」能發揮持續刺激的作用，對改善長期慢性症狀的效果更佳。一般是由中醫師將特製的皮內針（形似圖釘），刺入耳穴後，用膠布固定，3～5天後拔除，再換另一耳埋相同穴位。患者埋針期間每天按壓三次，每次按壓20～30下或持續半分鐘，以加強刺激，增強效果，一個療程通常約3個月。此外，也可以自行購買磁珠或王不留行籽代替針灸，雖然效果略遜於耳穴埋針，但只要將磁珠或王不留行籽貼在正確耳穴位置，一樣能發揮作用。

拍打經絡通通氣

拍打操作簡便、安全，施力範圍寬，強調經絡的全面刺激，較不限於精確的穴位範圍，調理五臟、疏通氣血更方便。

拍打的原理與療效

拍打是透過各種手法，透過外力的振動擴散作用，刺激經絡穴道，促進血液循環、新陳代謝，達到強筋健骨，調和臟腑的目的。

拍打人體重要穴位，再順著經絡走向拍打，可使刺激穴位的效果相連相乘，發揮更好的保健作用，通常依一定節奏拍打各穴位約需2～3分鐘。

通過手上的三條陰經（肺經、心包經、心經）與三條陽經（大腸經、三焦經、小腸經）的流動方向拍打，不但可以疏通經絡、改善局部的酸痛症狀，並有增強相應的臟腑機能。

拍打經過腿上的六條經（胃經、膽經、膀胱經、脾經、肝經、腎經），除了可對腿部酸痛有療效，對坐骨神經痛的不適症狀與相應的臟腑都有幫助。

2種拍打手法

空手拍打可分為掌拍法與拳拍法2種，可依不同體質、症狀使用：

手法1：掌拍法

將五指伸直、手掌放鬆，輕拍身體各部位，運用輕快的手法拍打，刺激較輕，也稱為補法，適合體弱、多病、年老者使用。

手法2：拳拍法

四指彎曲握拳，拇指包入掌心為空拳拍法，拇指放在掌心外側為實拳拍法，運用慢而有力的手法拍打，有鎮靜作用，也稱為瀉法，適合年輕人、體力較好的人使用。

拍打注意事項

1. 進行拍打時全身要自然放鬆，不要緊張，挺胸頸直，呼吸和緩平穩，摒除雜念、集中精神，把注意力放在拍打的部位上。
2. 拍打時用力適當。應先輕後重、先

PART 2　經絡快通8大法！

■拍這裡，疼痛就通了！

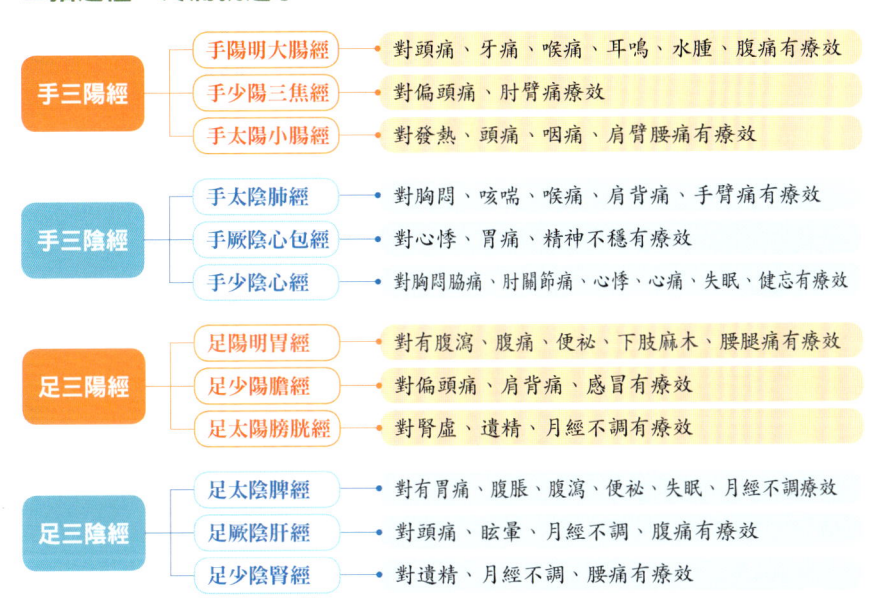

手三陽經	手陽明大腸經	對頭痛、牙痛、喉痛、耳鳴、水腫、腹痛有療效
	手少陽三焦經	對偏頭痛、肘臂痛療效
	手太陽小腸經	對發熱、頭痛、咽痛、肩臂腰痛有療效

手三陰經	手太陰肺經	對胸悶、咳喘、喉痛、肩背痛、手臂痛有療效
	手厥陰心包經	對心悸、胃痛、精神不穩有療效
	手少陰心經	對胸悶脇痛、肘關節痛、心悸、心痛、失眠、健忘有療效

足三陽經	足陽明胃經	對有腹瀉、腹痛、便祕、下肢麻木、腰腿痛有療效
	足少陽膽經	對偏頭痛、肩背痛、感冒有療效
	足太陽膀胱經	對腎虛、遺精、月經不調有療效

足三陰經	足太陰脾經	對有胃痛、腹脹、腹瀉、便祕、失眠、月經不調療效
	足厥陰肝經	對頭痛、眩暈、月經不調、腹痛有療效
	足少陰腎經	對遺精、月經不調、腰痛有療效

慢後快，力道適中，等感覺氣血比較順暢後才慢慢增加力道，不可以一下就用力太猛，使身體無法適應而受傷。在病變的關節肌肉部位力道可多放一些，速度也可以稍快點。拍打胸腹部時動作要輕，不可重拍或重捶，避免傷到內臟。
3. 進行拍打最好選擇溫度適中的地方，避免太冷著涼、太熱出汗。
4. 拍打時應循序漸進，持之以恆，最好安排在早晨起床後進行。

拍打的禁忌

1. 末稍血管脆弱的糖尿病患者不宜施行拍打。
2. 有感染性皮膚病，如濕疹、潰爛、癰瘡等。
3. 有燒傷、開放性創傷或者體質容易出血的人。
4. 年老體弱或空腹、過飽時。
5. 懷孕5個月內不能拍打，但懷孕後期可拍打下肢，能幫助消除水腫。

氣功養生調免疫

氣功是一種身心鍛鍊的方法，經由自我意識調整呼吸並控制肌肉活動、調節臟腑經絡，穩定內在循環系統，進而改善生理機能，使身體受益。

氣功的原理與功效

氣功是通過身心的互相作用，協調人體的交感神經和副交感神經，使身心放鬆、氣血順暢，適當的練習氣功，能藉由氣功導引氣血，達到轉變體質，及改善局部循環、防治疾病的功效。

例如八段錦的「雙手托天理三焦」、「調理脾胃單舉手」，就有疏通腎及膀胱兩表裡經絡的功效；六字訣中的「嘻」字訣就有調養三焦氣血運行的作用。

氣功療法的要訣

氣功通過調節呼吸與控制意念，以導引行氣的方式，運用呼吸吐納法，加強氣的推動、防禦、固攝等作用。一方面促進血液循環，使血液充分發揮滋養臟腑組織的功能；另一方面，透過氣功調整交感神經與副交感神的協調能力，提高人體的自控力，消除心神長期累積的緊張狀態。氣功的派別眾多，但都不脫調心、調息、調身這三個要訣，其中又以調心為主。

◎ 調心

強調意念的控制，將念頭集中於某個地方，這個地方一般指的是位在肚臍下方，橫幅三指處的丹田。

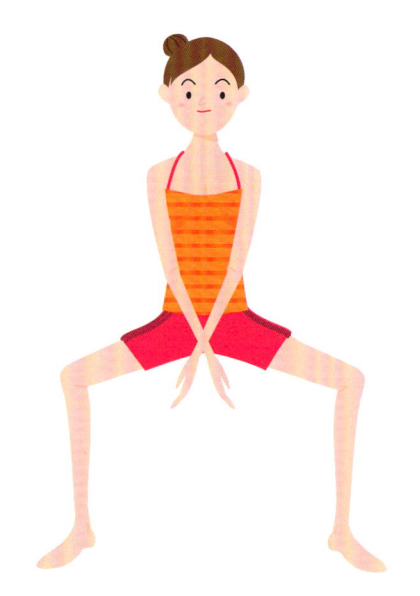

PART 2　經絡快通8大法！

在練氣的過程中，將意念集中在丹田或特定部位，達到入靜、養神、凝神的作用。

◎調息

透過意識改變呼吸節奏，調整內臟失調的功能。以深呼吸法與腹式呼吸法最為常用。

1. 深呼吸法：不改變原本胸腹混合呼吸的方式，只是呼吸時更為深長緩慢。吸氣時，胸胸慢慢擴張，腹部微微隆起；呼氣時，胸腔慢慢回縮，腹部隨之內收。深呼吸能增強心肌收縮力，減少耗氧量，促進血液循環。
2. 腹式呼吸法：單純以腹部呼吸，呼吸時胸腔擴張度很小，腹部擴張度變大。吸氣時，腹部明顯隆起；呼氣時，腹部明顯內收。腹式呼吸法能使呼吸更為緩慢深長，橫膈肌的活動範圍明顯變大，因而改變腹腔內壓，按摩腔內臟器，改善消化吸收功能。

◎調身

就是調整身形，是對身體姿勢或動作進行自覺性地調整和鍛鍊，使之逐漸達到練功的要求。調身是調息、調心的前提與基礎，分為臥式、坐式、立式三種，不同姿勢所鍛練的部位，各有不同功效。

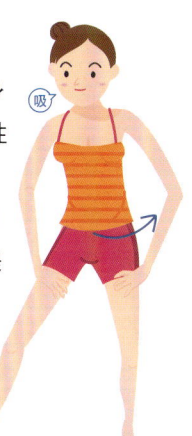

練氣功的注意事項

1. 練習每式氣功之前，需要先做基本功，或者擦熱手掌（搓掌36次，分開10公分，兩手間有類似磁力拉扯般的感覺）產生氣感，才能發揮最大的功效。
2. 練習氣功前要排除一切干擾因素，衣著應放鬆，大小便需先排出。
3. 練功應不飽食不飢餓。初學者剛吃飽更不宜練功，應休息30分鐘後再練習。
4. 練功前後最好都喝一杯溫開水，有助體內循環。
5. 安靜、舒適的環境練功最好，風大的地方或電風扇前、冷氣風口都不適合。
6. 習練各式氣功時，應量力而行，不必勉強，以自己能做到的程度為限，時時以放鬆為第一考量。

常見氣功功法

氣功一般分為動功與靜功兩類，靜功是以調心為主，調息為輔，重視凝神、吐納；動功是以身體姿態的動作導引為主，常輔以呼吸吐納。

靜功功法1 放鬆功

放鬆肌肉和神經的心身鍛鍊方法，具體功法有「整體放鬆」、「局部放鬆」和「三線放鬆」等。

「整體放鬆」是將整個身體當作一個整體，從頭到腳默想「鬆」字，「三線放鬆」是將人體分為正、反、側面，每面由下至下各串成一線，就三條線的前後順序，依次從上至下默想「鬆」字放鬆。

熟練三線放鬆功之後，可依需要進行局部放鬆功，它的功法是單獨就身體的某一部位，集中注意力，並默唸「鬆」字20次。通常每練一次功，需作2到3個循環，約15到30分鐘。默唸「鬆」字不要出聲。在整個過程裏，如果覺得某些部位鬆的感覺不明顯，不必心急，任其自然，並按次序繼續放鬆下個部位。

靜功功法2 內養功

內養功是靜功的主要功法之一。在操作中強調默念字句、呼吸停頓、舌體起落、氣沉丹田等動作，具有讓大腦靜、臟腑動的特點。

內養功以姿勢功法（臥式、坐式）、呼吸法、意守法互相搭配而成，習練內養功，通常從臥式開始，後可增添坐式。兩者可單獨習練，也可以互相配合；在練功呼吸時，須以意念（以腦子想）默念字句，不要念出聲。一般由3個字開始（例如自己靜），再視情況逐漸增加。內養功一般每次練習20～40分鐘。

動功功法1 八段錦

八段錦是一套流傳已久的健身導引功法，由八組動作組成。

每段組的名稱都是濃縮了功能與要領，例如雙手托天理三焦、左右開弓似射雕等等。八段錦包括外功（外練筋、骨、皮）與內功（內練精、氣、神）的功效。

八段錦的招式簡單易學，練功時間可長可短，通常練完一套約15分鐘，也可只練一段，靈活方便，而且不需要固定場地，家裡、戶外公園都可以進行。

PART 2　經絡快通8大法！

八段錦示範（第一～四段錦）

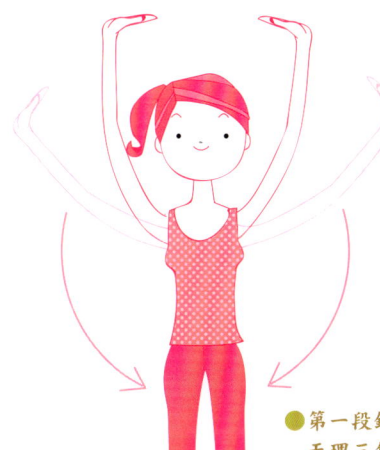

● **第一段錦：雙手托天理三焦**
雙手上提、平舉、托天，伸展脊柱，改善駝背、彎腰，促進新陳代謝。

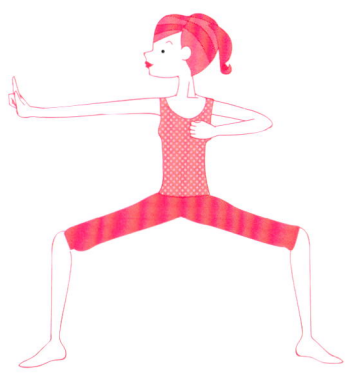

● **第二段錦：左右開弓似射鵰**
蹲馬步、手拉弓擴胸，鍛鍊肩、背、腰、腳，強化心肺。

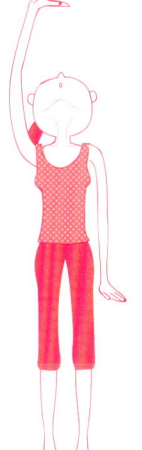

● **第三段錦：調理脾胃須單舉**
單舉手臂、側邊伸展，活絡肝膽經絡及增進消化系統功能。

● **第四段錦：五勞七傷往後瞧**
雙手提、放及轉體動作，活絡脊柱及附近肌肉群。

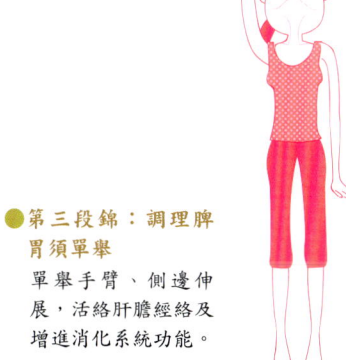

47

PART 2 氣功養生調免疫

八段錦示範（第五～八段錦）

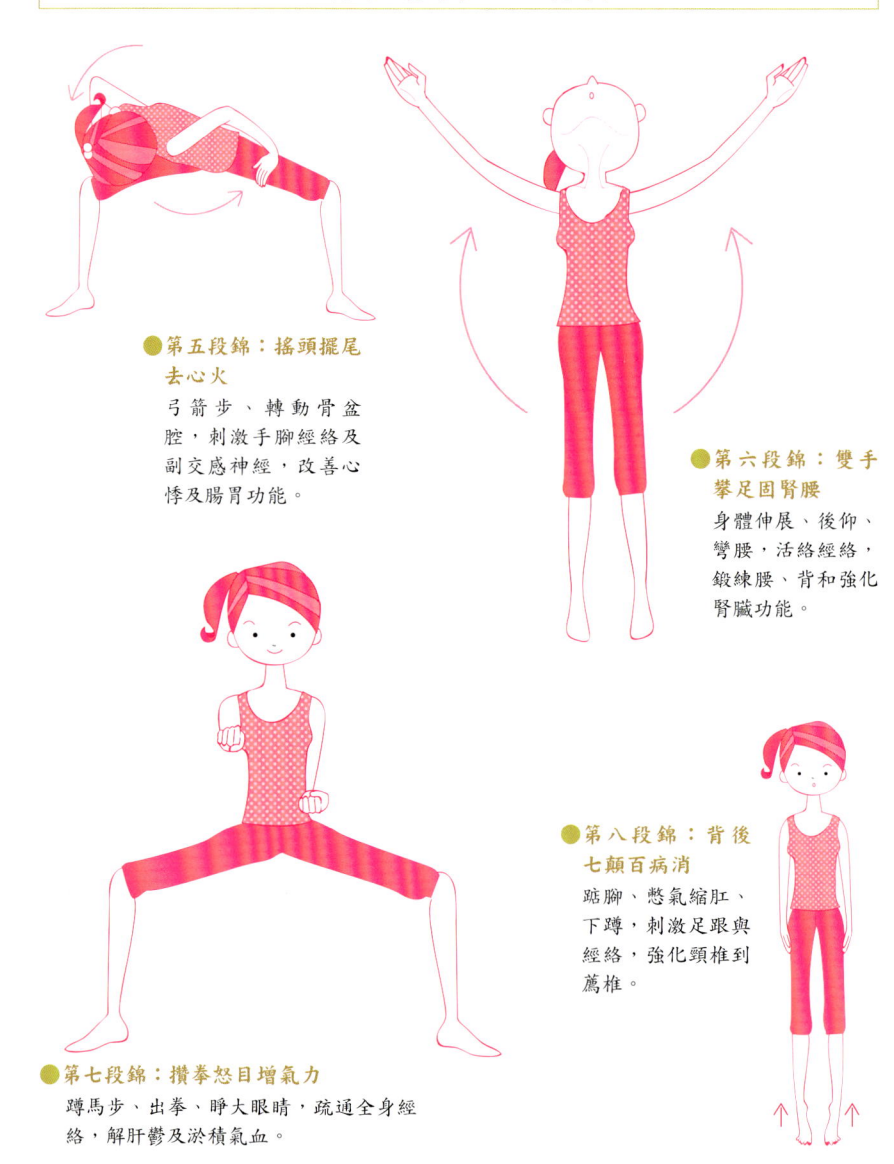

● **第五段錦：搖頭擺尾去心火**
弓箭步、轉動骨盆腔，刺激手腳經絡及副交感神經，改善心悸及腸胃功能。

● **第六段錦：雙手攀足固腎腰**
身體伸展、後仰、彎腰，活絡經絡，鍛練腰、背和強化腎臟功能。

● **第七段錦：攢拳怒目增氣力**
蹲馬步、出拳、睜大眼睛，疏通全身經絡，解肝鬱及淤積氣血。

● **第八段錦：背後七顛百病消**
踮腳、憋氣縮肛、下蹲，刺激足跟與經絡，強化頸椎到薦椎。

PART 2　經絡快通8大法！

動功功法2 **六字訣**

六字訣是以不同口型、臟器的搭配加上肢體伸展鍛練，透過吐納導引，使氣血流通的功法，具有增加肺活量、按摩內臟等功效。六字訣共分噓、呵、呼、呬、吹、嘻六種，各字訣的先後順序，因為含有五行相生的關係，不可以錯亂顛倒，六字一起唸，每字唸12次，單獨習練一個字訣，可到36次，每天約做2次，最適合在睡醒、睡前進行。在練功過程中，以口呼鼻吸為主。如果出現心悸、虛汗大出的狀況，應該立刻停止，喝一些熱水，休息一下再繼續。

六字訣示範

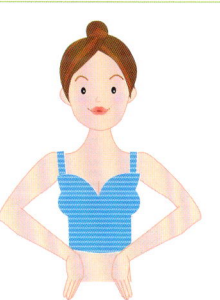

● **噓字功**：動作大致是以「噓」音慢慢吐出濁氣，兩側脅肋小腹收縮。加強足厥陰肝經。

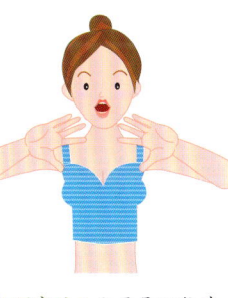

● **呵字功**：主要是呵氣時令橫膈膜上提，胸部用力。強化手少陰心經。

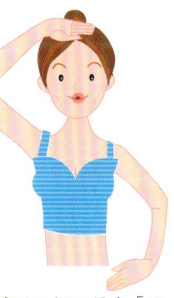

● **呼字功**：撮口唇念「呼」音，呼氣時加強脾胃功能。讓意念領氣繞循足太陰脾經。

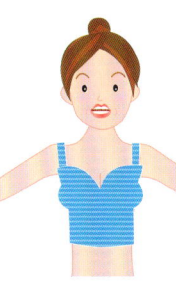

● **呬字功**：練功時配合口型與呼吸，胸部用力收縮。強化手太陰肺經。

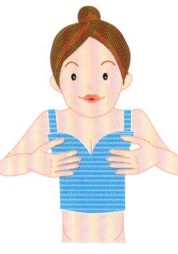

● **吹字功**：配合口型與呼吸，身體下蹲或坐姿抱膝，主要在強化足少陰腎經。

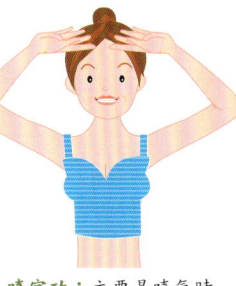

● **嘻字功**：主要是嘻氣時令胸腹往內收縮，加強手少陽三焦經。

49

PART 2　勤練經絡瑜伽不怕老

勤練經絡瑜伽不怕老

重視伸展身體各部位的瑜伽，能調整自律神經，釋放緊張與壓力，更能深入刺激全身經絡，促進健康，預防慢性病，很適合現代人練習。

　　瑜伽源自古老印度，透過呼吸調息與身體的伸展動作，調整自律神經，達到強身健體的效果。經絡強調穴位間彼此連繫的相互影響，透過刺激經穴疏通氣血以防治疾病。

瑜伽的優點

1. 消除文明病、預防慢性病

　　瑜伽的各種動作，不僅能促進血液循環、新陳代謝，幫助僵硬肌肉的關節靈活之外，還有助於腺體分泌平衡，調整強化自律神經。

2. 消除緊張，集中注意力

　　透過持續專注的瑜伽練習，能使肉體照意志力進行，感受肌肉的延伸，經由與身體對話，使注意力集中，改善神經衰弱、焦慮不安。必須搭配呼吸方式的瑜伽，還能安定情緒、放鬆身心，進而消除緊張、釋放壓力。

3. 美化身體曲線

　　肌肉的適度伸長與深而長的呼吸，能活化細胞、淨化血液、促進脂肪分解、排除體內多餘廢棄物，促進荷爾蒙分泌，且具有瘦身、美容、抗老的作用。

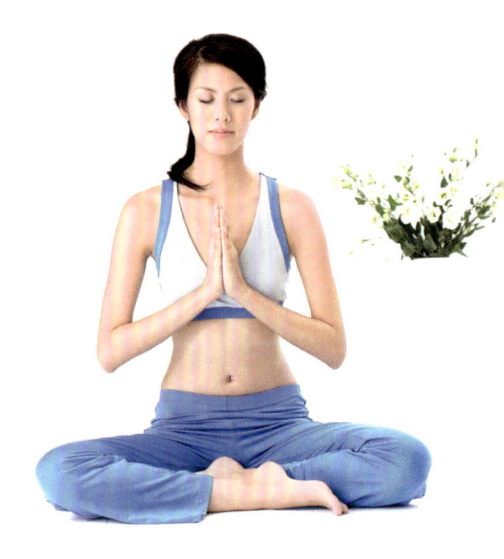

瑜伽疏通經絡的原理與療效

　　瑜伽重視肌肉伸展、腹式呼吸，中醫強調經絡平衡、氣血暢通，都以充分發揮人體自癒力做為促進健康的基

礎,將注意力放在較細小肌肉群的瑜伽動作,更能加強經絡刺激,發揮保健治病的效果。

瑜伽從頭至腳有頂輪、眉心輪、喉輪、心輪、臍輪、生殖輪、海底輪7個輪脈,輪脈支配人體能量、管理臟腑機能,與中醫經絡的任督二脈相對應,並有相關穴位,因此能透過瑜伽的體位動作,刺激相關經絡。

例如瑜珈中的兔式,就可以強化督脈、肺經、心經以及小腸經,刺激頭頂的百會穴,緩解偏頭痛與頭痛的症狀。

又如體位中的大樹式,主要刺激脾經、肝經、腎經,能強化血海穴、陰包穴,能安定自律神經,緩解異常的血壓問題。

進行瑜伽的最佳時間
1. 自己能實踐的時間,就是最佳時間

一般來說,早晨是做瑜伽的最好時間,不過瑜伽並沒有非要幾點做、在那裡做的規定,只要選擇自己最方便的時候,自己能實踐的時間練習,即使只有10分鐘,也有效果。

2. 持之以恆,不必與別人比較

瑜伽練習就像其他疏通經絡的方法一樣,貴在持之以恆,內化成自然而然的生活習慣。每個人的體質、柔軟度都不一樣,進步度因人而異,只需與自己比較,持續下去即可。

3. 飲食清淡,保持身心潔淨

做瑜伽前1小時最好不要吃東西,最好前一餐也吃得清淡,避免過多食物影響消化、干擾練習。如果已經進食,就2小時後再做。開始練習前,可洗手洗臉,讓自己感受將要進入一個淨化過程。

瑜伽呼吸法

瑜伽呼吸法很多,一般多用腹式呼吸法。腹式呼吸法是指吸氣時脹起腹部,吐氣時壓縮腹部的呼吸法。

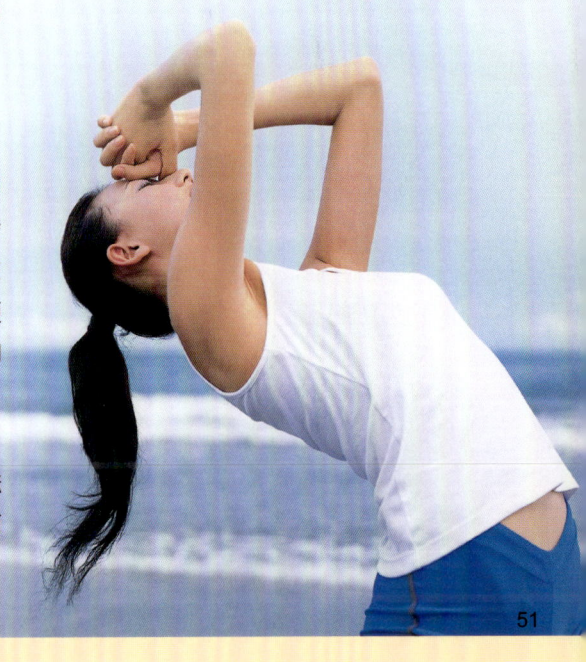

進行時深呼吸，使胸腹充滿空氣鼓起，然後閉氣4秒，接著用7秒緩緩將氣吐出，吐氣時不要中斷，像吹氣球般，做完會有舒暢感。

瑜伽開始前的準備

練習瑜伽前需有充分的暖身運動，藉此舒展四肢、使身體柔軟，避免運動傷害，還有沈澱心緒、鎮定精神的作用。一般會做下列2種暖身操：

1. **簡單暖身運動**：以左右壓頭、伸展手掌、扭轉腳踝、兩手伸直交握側彎構成，通常會多練習幾回，直到身體暖和、筋骨靈活為止，常會在做拜日式前先做幾回。

2. **拜日式**：瑜伽拜日式是瑜伽基礎柔軟術，搭配呼吸，做完一次完整的動作，可以從頭到腳伸展開來，是一種調適全身的熱身運動。

拜日式由12個連續動作組成，練習者可依自己的身體狀況，調整速度，等每個動作都熟練後，再一次做完整套。練習時需保持呼吸順暢，完整做完一套，大約要10到15分鐘，如果真的沒有時間多做幾回，每天最少要做一回。

拜日式配合韻律呼吸法，還能夠讓血液中的氧氣發揮最大的活化作用，增強身體的抵抗力與體力，消除疲勞與貧血、調整自律神經，使人覺得精力飽滿、心情愉快。

練習瑜伽的注意事項

1. **動作以「不勉強」為原則**：一般來說，身體會感覺到疼痛以前的階段，就屬於還不勉強的姿勢，應該要努力做到，但也不必忍受疼痛到自己無法承受或傷害筋骨的程度，以免造成運動傷害。

2. **不刻意練習困難的姿勢**：瑜伽姿勢並非愈難愈好，可以緩慢正確完成姿勢才重要，如果太急直接挑戰進階動作，反而會使效果減半。

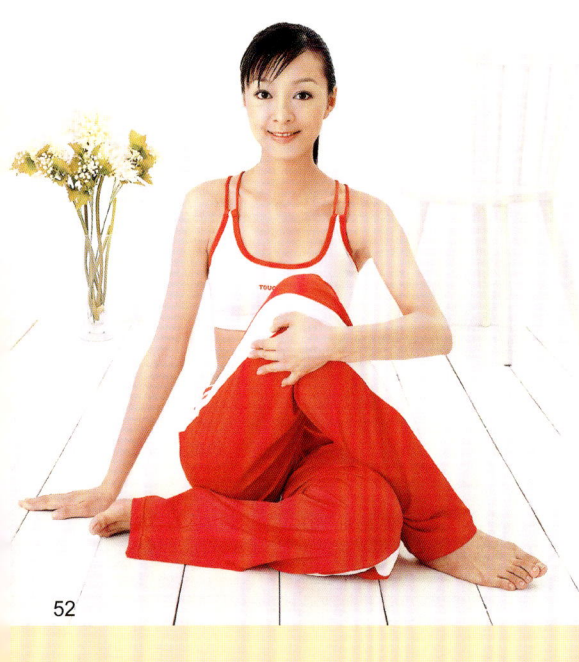

PART 2　經絡快通8大法！

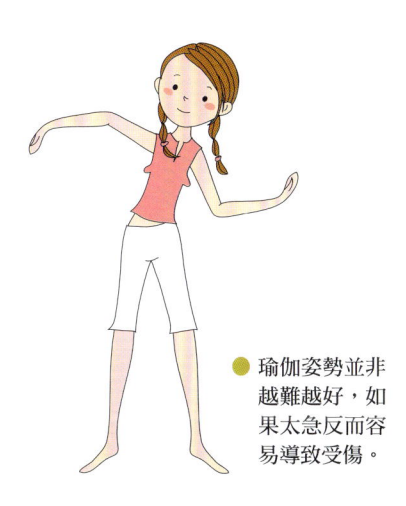

● 瑜伽姿勢並非越難越好，如果太急反而容易導致受傷。

3. **空腹練習較佳**：消化約需2小時，如果吃了東西再做瑜伽，會使血液分散，影響消化能力。如果有低血糖，可在練習前1小時，吃一點容易消化的食物。

4. **選擇適當的場所**：做瑜伽時，最好在榻榻米或地板上進行，太冷、太硬、太軟的地面都不合適。由於瑜伽重視呼吸，因此練習場所需保持清潔，通風良好、空氣清新的地方最佳，不宜在風強或冷氣房中練習。練習時，不要邊做邊看電視，在寧靜的地方進行，才能使精神專注，可放輕柔音樂、薰香，使效果加倍。

5. **入浴前後半小時不練習**：以免血行速度過快，影響心臟。

6. **減少練習束縛**：盡量不穿鞋、襪，最好光腳進行，女性宜取下胸罩、束衣，飾品、手錶、眼鏡也需拿下來，穿著輕鬆有彈性的服裝。

練習瑜伽的禁忌

1. 懷孕與生產後完一個月內，不宜做瑜伽，但產前多練習腹式呼吸與大休息式，有助於減緩陣痛。
2. 女性生理期內，需視自己體能狀況練習，但不要做倒立、肩立或扭轉等難度高的姿勢，如果不舒服，不可勉強。
3. 患有高血壓、心臟病、頭部傷害、暈眩、心功能衰弱的人不可做倒立式，以免頭部充血造成危險。大病、手術後，須等身體回復到正常狀態後，才可練習。
4. 喝過酒後，血液循環加快，身體處在不平衡狀態，此時不宜練習瑜伽，以免發生危險。

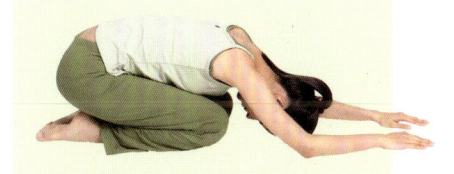

PART 2 勤練經絡瑜伽不怕老

經絡瑜伽12招

●大樹式：
一腳腳掌踩至另一腿內側，單腳站立卻要維持身體平衡，必須運用雙腿肌肉、雙手往上延伸的力量，還要配合穩定呼吸，可伸展腿部、胸腹、手臂、腳掌、脊椎，刺激足太陰脾經、足陽明胃經、督脈等及活絡手上諸經。

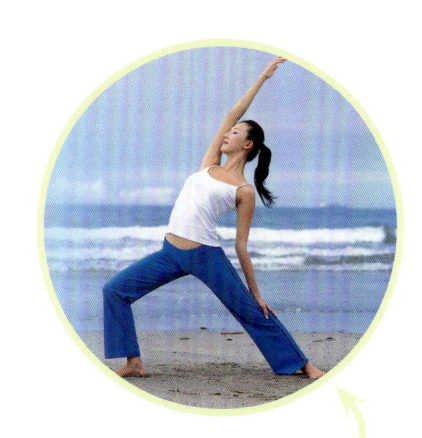

●勇士變化式：
一手往天花板延伸拉長，下巴靠近肩膀，同時腹部要用力向內收，穩定膝關節，可延長手臂、強化大腿內側及小腿肌力，增加肺活量，強化肝臟功能，活絡足少陰腎經、足厥陰肝經、手太陰肺經、手太陽小腸經等。

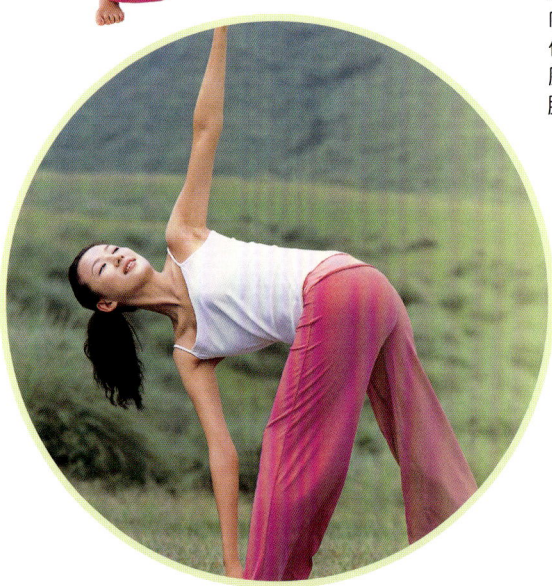

●側三角扭轉式：
一手往天空方向延伸，腹部用力向內收，骨盆不能一高一低，大腿外側、身體側邊到後背，都是鍛鍊重點，可刺激內臟，活絡足太陽膀胱經、手陽明大腸經、手太陽小腸經等。

PART 2　經絡快通8大法！

● **手碰腳式：**
用手抓腳刀往上抬，還必須維持身體平衡，能強化膝蓋、腳踝，鍛鍊到腿內側、腿後側的肌力並伸展手部、背部，活絡足太陽膀胱經、足少陰腎經、足厥陰肝經等。

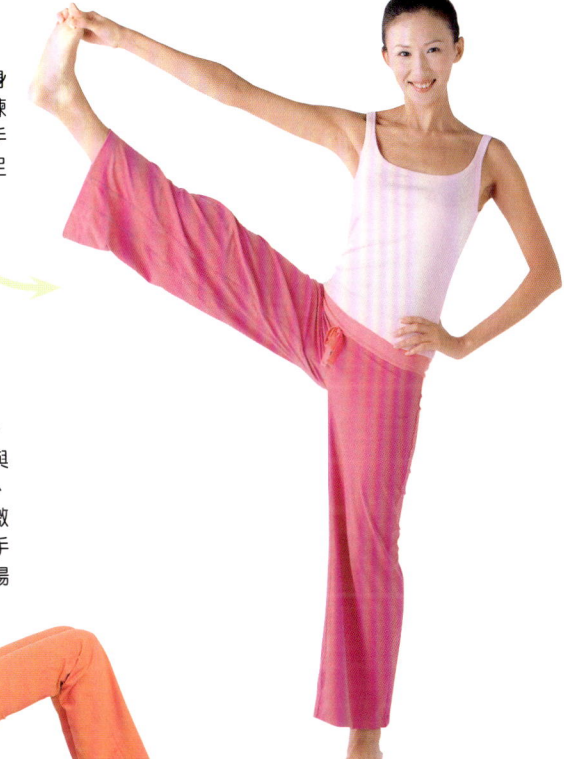

● **橋式：**
身體平躺吸氣後，臀部離開地面，腹部用力向內收、往上提，肩膀與雙腳腳掌平貼地面，可強化背部、鍛鍊大腿肌力與肩頸部線條、刺激胸腺，強化脊椎與神經，並活絡手陽明大腸經、足陽明胃經、足少陽膽經。

● **兔式：**
雙腳併攏跪姿，下巴內收、小腹內縮，雙手交握於頭頂，彎腰抬臀，膝蓋與地面呈直角，肩膀下壓，伸展背肌，雙手護著頭部撐於地面，能促進血液回流頭部，舒緩頭痛，並消除腰酸背痛，活絡手少陰心經、足少陽膽經、督脈。

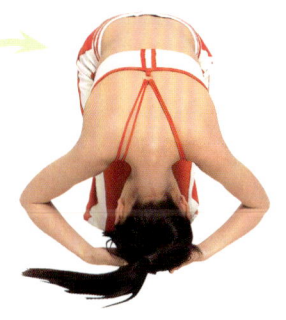

PART 2　勤練經絡瑜伽不怕老

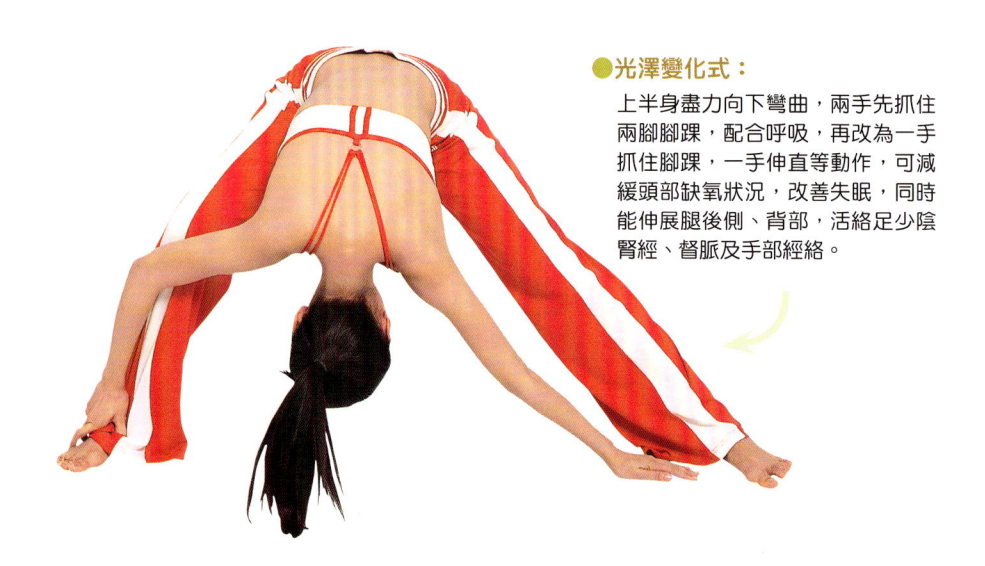

●光澤變化式：

上半身盡力向下彎曲，兩手先抓住兩腳腳踝，配合呼吸，再改為一手抓住腳踝，一手伸直等動作，可減緩頭部缺氧狀況，改善失眠，同時能伸展腿後側、背部，活絡足少陰腎經、督脈及手部經絡。

●駱駝變化式：

跪姿，頭與上身盡量後仰，手抓住腳跟，配合呼吸，腹部挺出、臀往前推，胸部擴張。透過挺腹及彎曲身體等動作，刺激手少陰心經、腰部足太陽膀胱經及背部手太陰肺經等，消胸口鬱悶，調整腸胃生理機能，舒緩胃部不適及腰酸並提振肝腎機能。

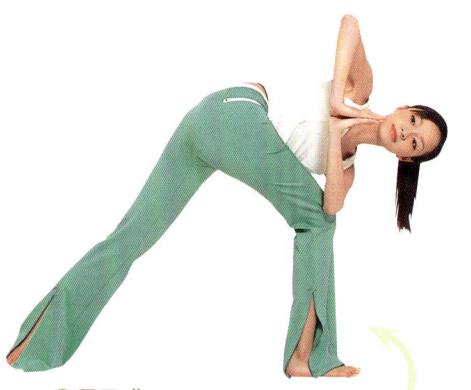

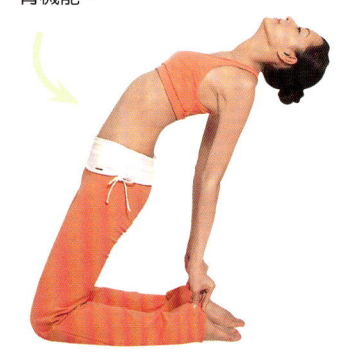

●拜月式：

兩手先向左右打開後於胸前合十，配合呼吸進行身體扭轉的連串動作，能訓練胸大肌，並藉由身體扭轉排出髒空氣，常練可刺激手太陰肺經、手陽明大腸經、手少陰心經、手太陽小腸經、手少陽三焦經等手部經絡及腿內後側的足太陽膀胱經。

PART 2　經絡快通8大法！

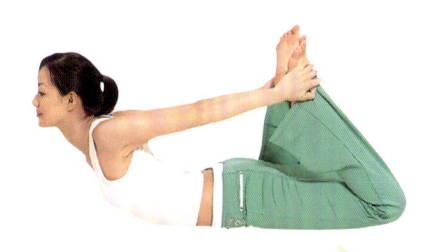

●弓式：

趴地，雙手抓雙腳腳踝，尾椎骨向內收及腹部用力，配合呼吸，身體呈弓形等動作，可柔軟腰部、肩部，鍛鍊手臂，緊實大腿與美化臀部曲線，會鍛鍊到足太陰脾經、手少陰心經、足陽明胃經及任、督二脈等經絡。

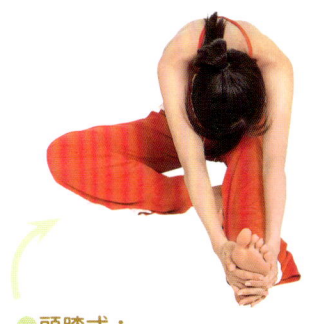

●頭膝式：

坐姿，單腳伸直，另一腳彎曲，上半身向前彎及雙手伸直，能訓練腹背部肌群，刺激足太陽膀胱經、手太陰肺經、足少陰腎經、足厥陰肝經及督脈等經絡，減少坐骨神經痛，活化內臟機能。

●貓式：

雙膝與手著地，伸展腹背，配合呼吸令肺部膨大，使橫隔膜下壓，促進腸胃蠕動，按摩內臟，舒緩背部緊張，並改善臀部下垂，會鍛鍊到足太陽膀胱經、足陽明胃經、足厥陰肝經及督脈等經絡。

PART 2 經絡芳療好放鬆

經絡芳療好放鬆

透過泡澡、薰香、按摩，充分發揮芳香療法精油的藥理作用，讓疏通經絡，更放鬆更享受！

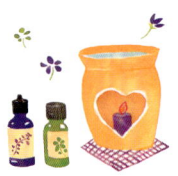

芳香療法的原理

芳香療法（Aromatherapy）源於古埃及，是利用天然藥草植物的根、葉、花、樹皮、種子等萃取而成精油，用以增進健康的療法，近代西方醫學將之視為輔助療法或另類療法。運用香味是芳香療法的主要原理，它是以精油為媒介，透過泡澡、薰香、按摩等途徑，充分利用揮發性芳香油成分的藥理作用，經過人體嗅覺器官、皮膚組織以達到穩定中樞神經、促進新陳代謝、調整內分泌的作用。

由於嗅覺是人類最直接的感覺，且與控制情緒的中樞神經相連，因此氣味對一個人的影響既直接也強烈，能左右人類的情緒，進而影響生理，例如古希臘人常用來治療憂鬱的薰衣草，能誘發腦部的 α 波，令人恢復精神，當壓力罩頂或需要提神時聞一下薰衣草，常有不錯的效果。

人體氣血透過經絡運行，兩者互相影響。芳療精油具有嗅覺引導、觸覺刺激的雙重作用，一方面經由香味刺激嗅覺安撫精神，一方面透過按摩，導入精油的藥理成分，發揮疏通經絡的作用，使身心調和，達到保健防病的目的。

例如，使用薰香、萬壽菊精油，按摩膀胱經與腎經，能改善下腹涼寒、膀胱無力、頸、背、腰酸痛；使用五月艾、歐芹精油，按摩大腸經，能增加腸子蠕動，有助排便。

與其他疏通經絡的方法相比，芳香

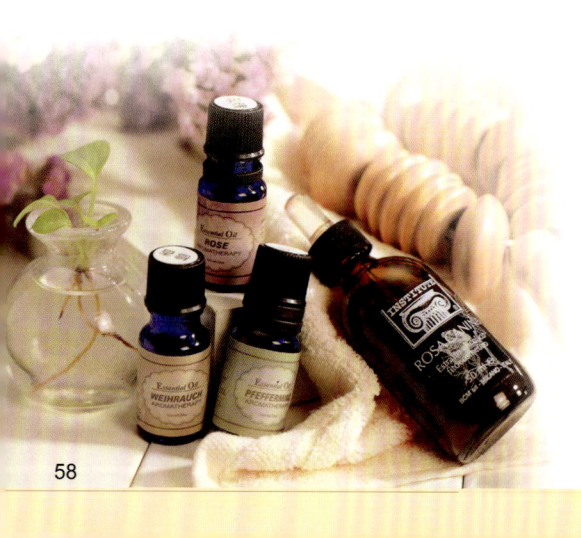

療法先以獨特香味安撫精神，讓人放鬆開放，在無意識間做好全面接受的身心準備，因此能使搭配療法發揮最佳效果，對繁忙緊張的現代人來說，不僅可以做好保健，也是一種愉快的享受。

芳香療法使用方式

芳香療法常見的方式包括：薰香法、嗅吸法、泡浴、按摩等，其中又以按摩經絡的直接刺激，對於抒解肌肉與關節疲勞、減輕壓力與焦慮、安定神經、鎮靜止痛與改善失眠，效果最為顯著。

1. 薰香法

薰香法是精油最普遍的使用方式，將清水倒進香薰燈的盛水容器中，滴進適量精油加熱，使精油逐漸溶解釋放所含成分即成。

2. 按摩法

按摩法時需將精油與基礎油搭配調合運用，由下肢部位由下往上按摩，手臂部位是由手腕往手臂按摩，腹部是依順時鐘方向輕輕按摩，力道視需要調整，結合人體經絡分布按摩，刺激穴位，更具有調理臟腑、疏通氣血的作用。沐浴後按摩效果最好，身體吸收精油的有效成分的速度最快。

3. 泡澡法

泡澡能放鬆肌肉，促進血液循環，有利精油的藥理成分流通。將水加入缸中一邊拍打，使精油均勻地分散，進入浴缸後，不使用任何肥皂或沐浴乳，此時可進行輕柔按摩，泡約10～15分鐘。可每天或一星期泡3～4次。

芳香療法注意事項

- 精油濃度很強，絕對不能內服、沾到眼睛，沒稀釋不能直接塗抹，尤其是異位性皮膚炎或蕁麻疹患者可能因部分精油含有酒精成分，直接塗抹於皮膚反而引起過敏。
- 氣喘患者初次使用時，先備妥氣喘急救藥，比較安全。
- 使用精油過程中會過敏的人，應立刻停止使用。
- 患有嚴重腎病、皮膚嚴重過敏或是潰瘍反覆不易癒合的人不宜使用。
- 有些精油成分能改善懷孕中的不適，例如害喜與水腫，但也有些精油作用強烈，不宜孕婦，使用前一定要特別小心。
- 進行前先諮詢過芳療師與醫師的意見最好。

PART 2　經絡養生，配合飲食快易通

經絡養生，配合飲食快易通

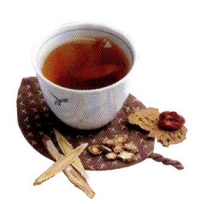

按摩、拍打、刮痧、針灸……都是由外而內打通經絡的方法，如果能配合由內相應的飲食療法，相輔相成，更能發揮保健的效果。

食補看性味　藥補辨歸經

中醫認為，食物、藥材都是自然界的植物，都具有保養、治療的效果，而且會因為本身性質氣味不同，作用於人體的不同經絡，例如彭大海潤肺，歸肺經；黃連降心火，歸心經。同一種食物、藥材可能對某一個或數個臟腑經絡有特殊的功效，例如當歸，歸心、肝、脾經，表示當歸對疏通心、肝、脾的作用較強。

藥材的效用比較強，認識藥材的歸經，有助於正確使用藥材進行藥補；但是食物就不像藥材有較極端的作用，可以長期食用，更符合「防未病」的養生概念。具體來講，就是利用各種食物來調養生理功能，瞭解食物性味與自己體質的相互關係，再依循季節變化挑選食物，達到食療養生、強身補氣的功效。

順時養生調節經絡

自然界一年四季寒熱溫涼就是中醫說的陰陽變化，人的臟腑生理活動須順應四時陰陽變化，才能增強調節生命節律的能力，具體來說，就是「春宜養肝、夏宜養心、秋宜養肺、冬宜養腎」，所謂順時養生，就是利用四季轉變，搭配食療養生、藥食同源、當令食材，來調養、治療疾病，並使身體機能達到最好的狀態。

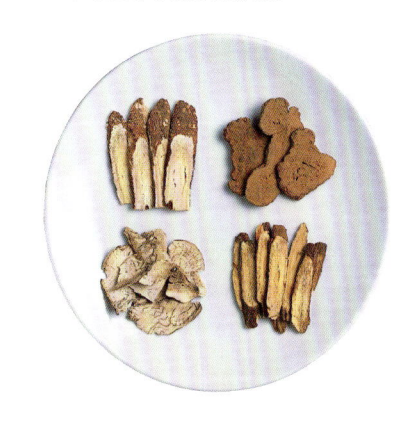

利用飲食五味調理臟腑

中醫將食物分為酸、甜、苦、辣、鹹味五種,稱為五味,五味對應五臟,有調節該臟器的作用。

味道	作用	對應臟器	常見食物
酸	抑制汗、尿排出	肝	檸檬、梅子
甜(甘)	滋養強壯、緩和疼痛	脾	胡蘿蔔、豆腐
苦	排出熱與水分	心	牛蒡、苦瓜
辣	促進氣血流通	肺	洋蔥、大蒜
鹹	軟堅散結	腎	昆布、醬油

順應四季的飲食要訣

四季氣候的變化,會影響人體臟腑的生理活動,依循大自然定律來做調養,有助人體內外平衡,達到預防保健的功效。

季節	對應五行	對應臟腑	飲食重點	適合食物
春	木	肝、膽	1. 以養肝為先,兼顧脾胃 2. 以清淡為主,不需特別進補 3. 多吃當季鮮綠色蔬菜,促進新陳代謝 4. 少吃寒性食物	韭菜、空心菜、桃子、草莓、豆腐
夏	火、土	小腸、脾臟、心	1. 以養心為主 2. 以新鮮、清淡飲食為主,避免肥膩 3. 多喝水、補充鹽分 4. 多吃苦味食物,能消暑清熱 5. 少吃肉,肉易生痰火,不適合炎熱的夏季	苦瓜、西瓜、蓮子、木耳、芹菜、椰子、黃瓜
秋	金	肺、大腸	1. 秋燥宜養肺 2. 多吃可保濕、潤燥的食物 3. 多吃酸味食物,能生津養陰 4. 少吃會上火的食物	山藥、白果、梨子、山楂、蓮藕、陳皮
冬	水	生殖泌尿系統、大腦、腎	1. 寒冬宜養腎 2. 以溫熱性食物為主,幫助血液循環 3. 應忌冰冷飲食,不要耗損太多元氣	蔥、薑、羊肉、甘藍、茼蒿、肉桂

PART 2 通經絡的注意事項！

通經絡的注意事項！

透過經絡養生，目的在增強人體的免疫力，維持氣血暢通與平衡，但是有些注意事項也必須先了解。

有關經絡養生的迷思

Q1 敲單一經絡就能減肥？

網路盛傳敲膽經上四個穴位可減肥的說法，藉由敲打的確有助於調節經絡，活絡整條膽經對調整情緒、失眠有益，有些偏頭痛的人也能獲得改善，不過只靠敲膽經四個點就要減肥，而飲食、作息和運動等都沒調整是很難的。

Q2 頭部可以刮痧嗎？

會有這樣的疑問是因為頭部非常重要，感覺上又沒什麼脂肪包覆保護，有些中醫認為，頭部有40多個穴位，而且全身十四條主要經脈中，有八條匯集於頭部，只要力道拿捏得當，非常輕柔又不刮出傷口，給予適當的刺激可以改善頭重、頭脹，可以分別從兩側、後方、前面輕刮，直到感覺些微痠痛為止，但前提是要確定頭部沒有痘瘡或傷口。頭部是「精明之府」，其實經常梳頭或用手指撥梳，也能有效改善血液循環，提振精神，沒有把握的人還是以安全為策。

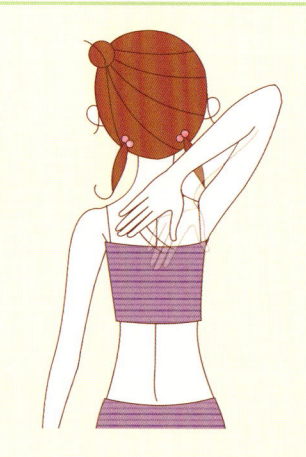

Q3 按摩、敲、拍打越痛越好？

並非如此。按摩推拿都不是痛才有效，應該是有酸麻脹痛的感覺就好；拍打也是有熱熱的、輕微疼痛就應該停止，太用力可能造成微血管破裂，

PART 2 經絡快通8大法！

甚至講究的拍打從手抬起的高低距離和力道瓦數都要數據化，就是為了使受傷機率降到最低。

刺激產生快感，是正常的生理反應，大腦因為要止痛而產生腦內啡，有些人覺得「舒服」的感覺因此而來，但這並非按摩推拿、拍打養生的目的。

Q4 整條按比定點按有效？

對。因為經絡是循行全身的通道，而且十二經絡是連貫的，肺經接大腸經，大腸經接胃經⋯，要疏通氣血當然是整條通暢比較好，經絡有表裡和對應關係，會互相影響。刺激定點比較是抒解局部的不適。

Q5 按摩、推拿、拍打，他人代勞真輕鬆？

很多人肩頸一痠就叫旁人按摩，明明是自己也可以做到的地方。其實除了自己按不到的地方之外，上述方法都是自己出力比較好，一方面可能可以動到平常不會動的肌肉，促進血液循環，一方面也比較能掌握自己身體的感覺，同理，徒手按、拍也比用器具好，以免力道不好控制，太用力導致表皮纖維化。

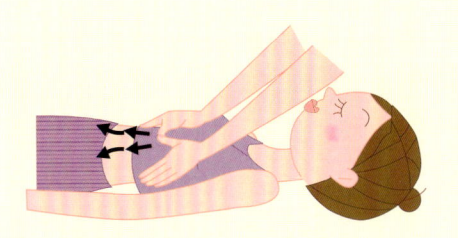

Q6 經絡淋巴按摩是什麼？

淋巴引流或淋巴排毒，都不是中醫的概念，不適合也不能以中醫的經絡理論解釋。坊間的經絡淋巴按摩宣稱按摩某些穴道可以幫助淋巴引流，排出多餘的水分，和中醫的概念並不同。

Q7 穿襪子睡覺可保護腳底經絡，健康又延年？

冬天氣溫下降，許多人容易手腳冰冷而難以入睡，尤其是體質虛冷的女性、老人或糖尿病患，有些人會穿上襪子睡覺，其實腳上有很多經絡，全身12條主要經絡中的胃經、脾經、膀胱經、膽經、腎經、肝經等6條經絡的起點或終點都在腳上，維持溫暖有其必要，腳部受涼對全身臟器都有影響，但是不能穿緊束的襪子，鬆垮、透氣、長度在腳踝以上10公分的棉襪是比較好。

PART 2　通經絡的注意事項！

掌握6個通經絡原則

原則1：動起來

疏通經絡最直接的方法是針刺和灸療，還有按摩推拿、電磁刺激、刮痧、睡好眠、拍打、氣功、瑜伽、伸展操、養生拳等等。其中自己在家就能做、簡單、省時又方便的，大部分都是要「動」，不論體質是虛冷或躁熱，就像人家說「動則不衰」、「動形以達鬱」，有動才有勁，只有動才會通，氣血才能周流全身。

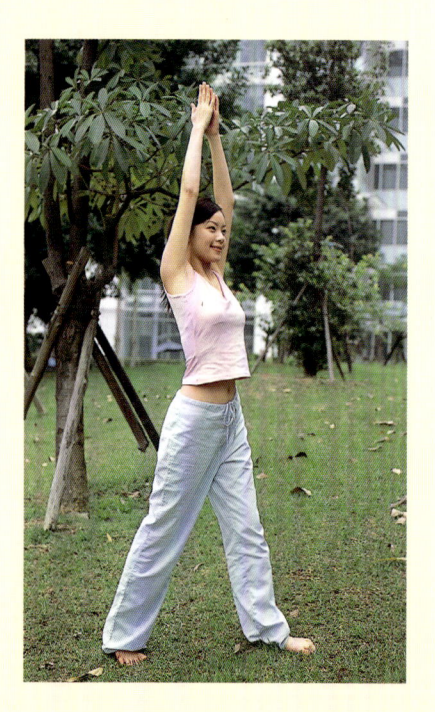

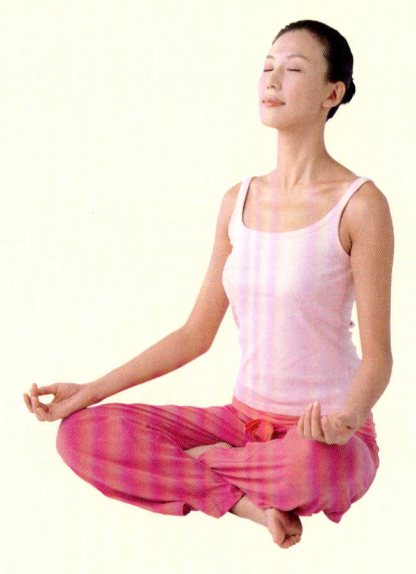

原則2：循序漸進

不管是哪一種方法疏通經絡，使經絡的氣正常地循線運行，剛開始可能要花一些功夫熟悉和認識，先不必想的太複雜，只要從最簡單的開始，熟悉了自然就能更進一步，例如習慣定點按摩，掌握經絡穴位後，試著習慣呼吸調控，然後試試氣功。

熟悉簡單的瑜伽伸展後，再挑戰難度高一點的，分階段進行才不會輕易放棄。

PART 2　經絡快通8大法！

原則3：持之以恆

鍛鍊經絡的方法很多，一時心血來潮或是等到身體狀況變好就停止，都很可惜，養生、抗老的重點是要持久，就算是最簡單的蹲、站或按摩，只要持續做都能看到成效。

原則4：保持心情愉快

壓力、憂鬱、焦慮等情緒，很容易引致身體上的疾病，「愁憂者，氣閉塞而不行」，心情不快再怎麼鍛鍊、注重飲食，養生效果始終會打折扣。

原則5：急症須就醫

按摩推拿也好，敲打也好，目的是養生，保持身體的防禦力，如果是急症或是有病理性的原因，都必須就醫診治才行，例如痛經透過檢查，屬於續發性痛經者因身體組織或構造異常引起，必須解決其病理性原因。

如果是原發性痛經，大多是氣血不通，不通則痛，可能是心、肝、脾出問題，氣滯無法疏通，或是體虛氣血不足也會不通，導致經痛，中醫會就患者不同症狀表現來衡量，對症下藥，而患者也才能選擇適合的方法配合自我的調理。

原則6：保養動作要確實

不論是按摩推拿、拍打、刮痧等，進行前一定要清潔手部、剪短指甲，拿下戒指等尖銳的配飾，以避免傷及肌膚；進行完畢一定要記得喝水，促進新陳代謝、排毒等療效；再者姿勢一定要正確，避免姿勢不良引起痠麻反應。

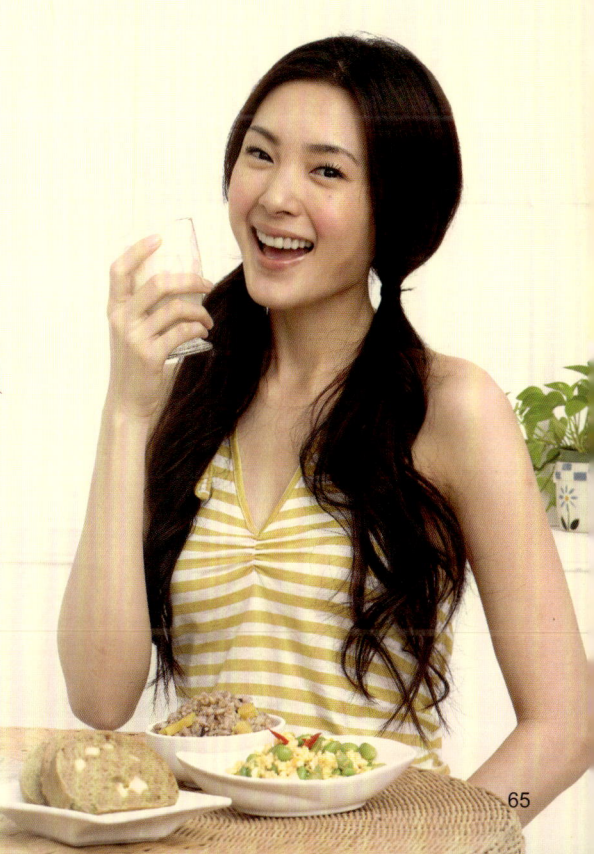

人體的 14條大經絡

PART 3

經穴是經絡上的樞紐開關，
當穴位出現壓痛、酸楚、腫脹等病理反應時，
可能代表相應的臟腑經絡氣血失調；
本書集結14大經絡、重點穴與快速疏通法，
讓人隨時能調整氣血運行，緩解不適。

- 手太陰肺經　68
- 手陽明大腸經　74
- 足陽明胃經　82
- 足太陰脾經　90
- 手少陰心經　96
- 手太陽小腸經　100
- 足太陽膀胱經　106
- 足少陰腎經　116
- 手厥陰心包經　124
- 手少陽三焦經　128
- 足少陽膽經　134
- 足厥陰肝經　142
- 督脈　148
- 任脈　156

經絡圖鑑使用導讀

■ **主治**
提示此經脈歸屬臟腑與治療範圍。

■ **經脈路線**
圖示人體經脈的氣血流注方向，簡單好記。

■ **運行路線說明**
簡述各經脈的運行起點與止點，幫助掌握經絡走向。

■ **經絡功效**
此經絡的功效與作用。

■ **疏通法大搜查**
拍打？推拿？氣功？疏通經絡有哪些方法，一次告訴你。

■ **注意事項**
疏通經絡前的小提醒。

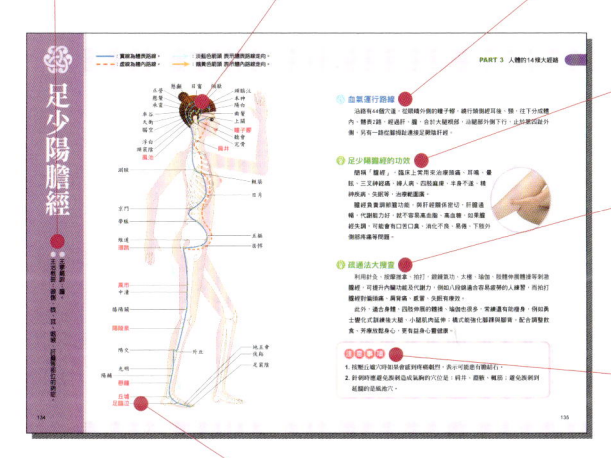

■ **穴位圖**
列出此經脈的所有穴位，並特別標示重要穴位，養生抓重點，一目瞭然！

■ **穴位圖**
一看就知道穴位所在以及與經絡的相關位置。

■ **位置與手法**
十二經脈左右對稱地分布於身體兩側，圖、文搭配，穴位找法與按法，好找易學。

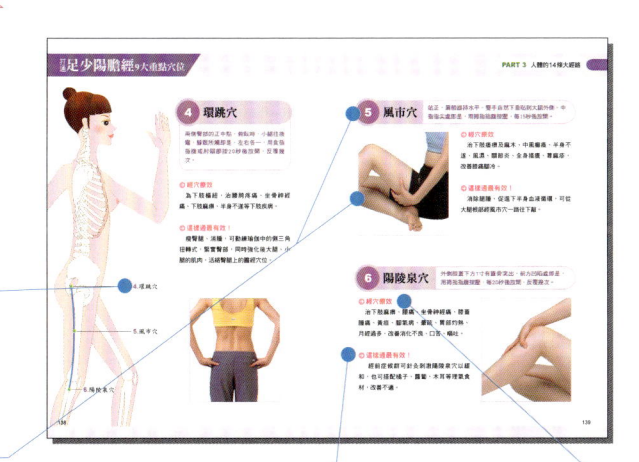

■ **疏通法**
針對此穴位的特性，介紹適合的快速疏通法，隨時可養生。

■ **經穴療效**
記述此穴的療效與應用範圍。

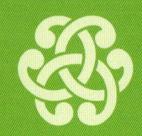

手太陰肺經

━━━ :實線為體表路線。	⇨ :淡藍色箭頭 表示體表路線走向。
╌╌╌ :虛線為體內路線。	➡ :鵝黃色箭頭 表示體內路線走向。

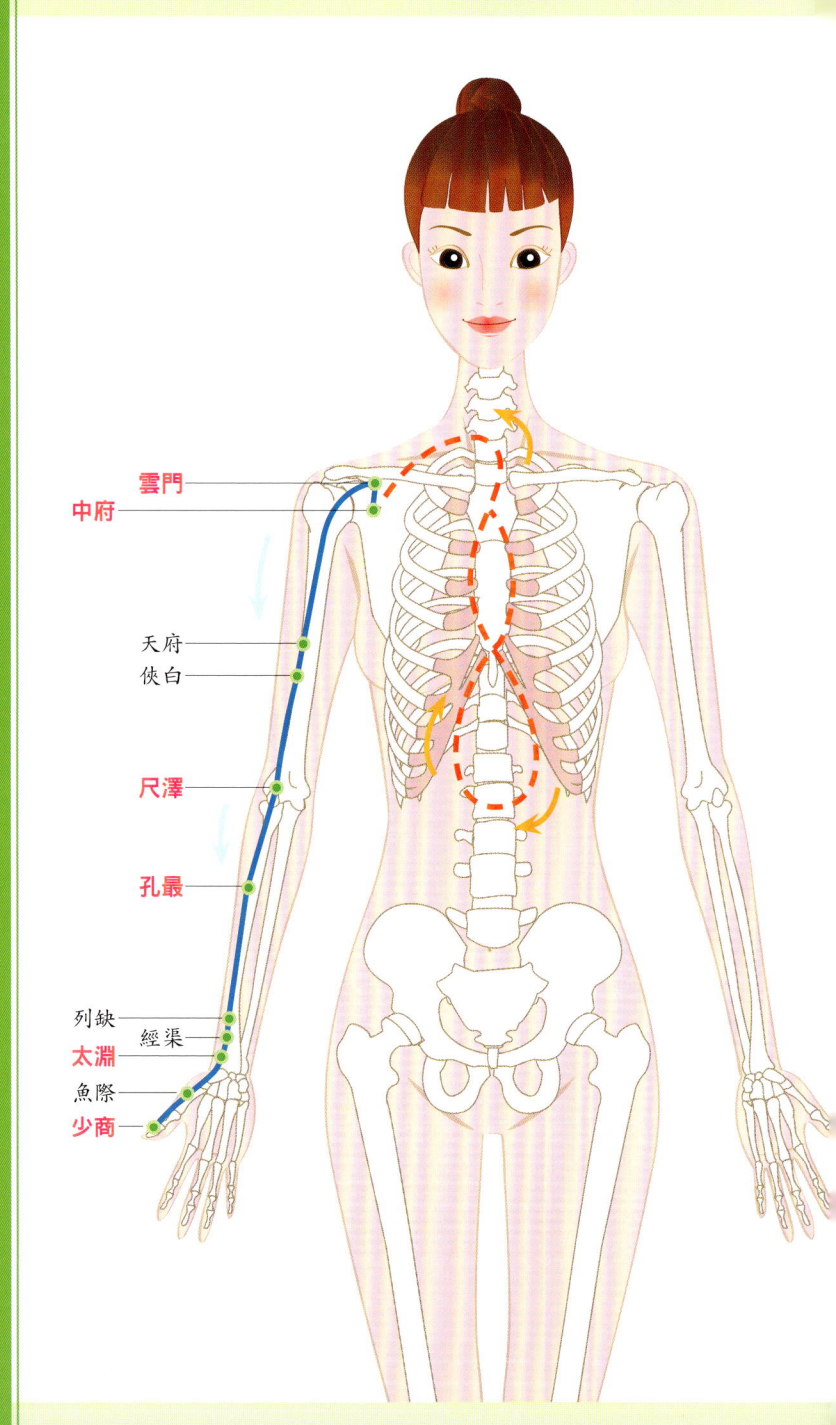

- 主掌臟腑：肺。
- 主治概要：主治呼吸系統及五官疾病。

雲門
中府
天府
俠白
尺澤
孔最
列缺
經渠
太淵
魚際
少商

68

PART 3　人體的14條大經絡

血氣運行路線

在體內從胸部往下繞經大腸、肺及咽喉，然後出到體表，從肩窩的中府穴，經手臂內側、肘、腕，走到手臂末端拇指的少商穴為止，沿路有11個穴道。另有一條分支從手腕走向食指，與手陽明大腸經連接。

手太陰肺經的功效

簡稱「肺經」，臨床上常用來治療咳嗽、氣喘、感冒、鼻塞、咽喉炎、胸部苦滿、失聲、耳鳴、鼻血、扁桃腺炎及胸背痛、腕關節障礙等。

肺經以肺為中心，人體在此進行氣體交換。中醫認為肺主氣，包括全身的氣、呼吸活動，也負責通調體內水道。如果肺經出現病變，會影響到呼吸系統、五官及循經部位疼痛。

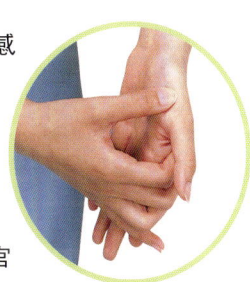

疏通法大搜查

針刺、按摩、推拿、拍打、刮痧、氣功、太極都可以刺激手太陰肺經的穴道，加強肺功能。尤其是呼吸道不好、氣喘的人應該經常練氣功，例如八段錦、六字訣。瑜伽中的勇士變化式、頭膝式、拜月式，會鍛鍊到手臂、肩、背，特別能活絡手部的肺經，減緩肩頸酸痛，改善五十肩。

肺經不好可能會影響體內廢棄物排出，出現皮膚癢的現象，可將手四指併攏，由輕到重施力，從肩往手指的方向拍打，活絡肺經，並搭配綠豆湯解毒。

注意事項

中府穴是本經的要穴，用針刺療法時，一定要注意刺的方向與深度，以免誤刺引起氣胸，針刺雲門穴時也要注意同樣的問題。

打通 **手太陰肺經** 6大重點穴位

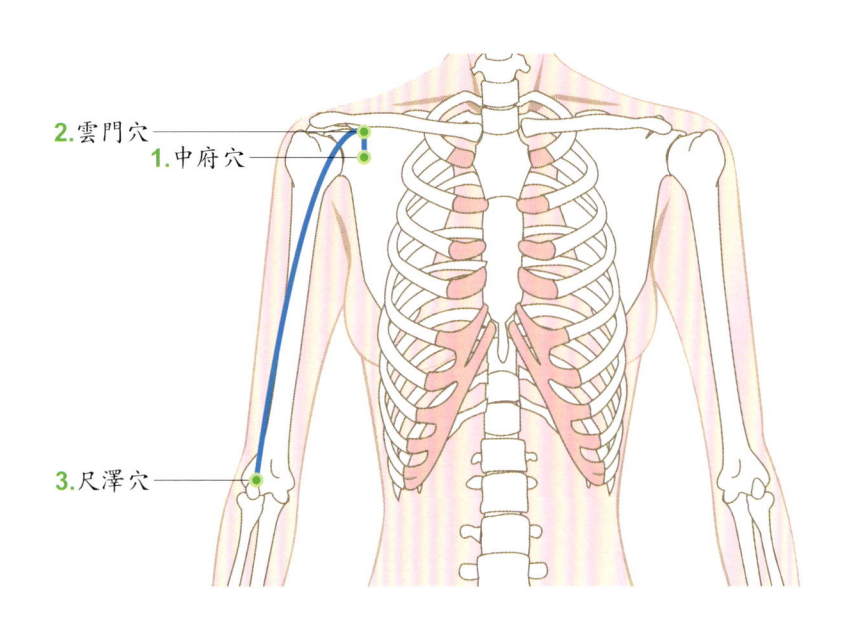

以下6大穴位為肺經的重要穴位，經常疏通，養生保健事半功倍。

2. 雲門穴
1. 中府穴
3. 尺澤穴

1 中府穴

鎖骨外側下方三角凹窩往下摸，越過第一根肋骨即是。將食、中、無名指併攏壓按20秒鬆開，連續數下。

➔ 經穴療效

改善肩頸酸痛、胸背痛、胸脹滿、咳嗽，治感冒、氣喘、咽喉炎、頸肩神經障礙。

➔ 這樣通最有效！

避免胸型外擴下垂，或是豐胸通乳，可經常按摩左右兩邊的中府穴；經前症候群胸部脹滿不適，可以搭配精油做經絡芳療，放鬆身心。

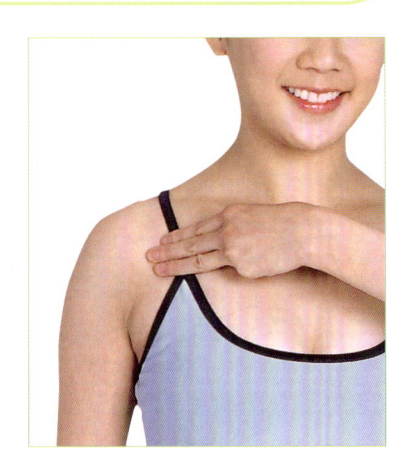

PART 3　人體的14條大經絡

2　雲門穴

左手食指從鎖骨內往右肩關節滑動，在鎖骨下方靠外側凹陷，距身體中線6寸處即是，左右各一，按壓數下。

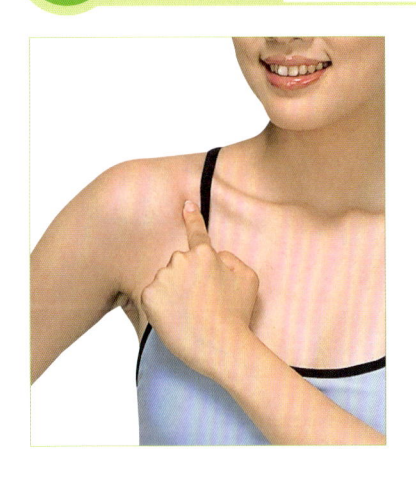

● 經穴療效

改善咳嗽、氣喘、胸痛、胸部苦滿、咽喉炎、感冒、肩臂部疼痛、肩頸僵硬。

● 這樣通最有效！

想美化胸型、手部線條，可四指併攏從雲門穴循肺經往手指方向拍，力道由輕到重；氣喘可常練氣功中的八段錦。

3　尺澤穴

手掌向上，手肘微彎，在手肘內關節的橫紋上、可摸到脈搏的地方，左右各一。用食指指腹向下按壓幾下。

● 經穴療效

可治療喉嚨痛、咳嗽、氣喘、胸悶、慢性支氣管炎、胸痛、肘背痛、網球肘，改善漏尿、潮熱。

● 這樣通最有效！

劇烈咳嗽時，可用力按壓尺澤穴並做圈狀按摩，每天至少2次，並連同大椎穴、肺俞穴、膻中穴一起；胸悶可練六字訣。

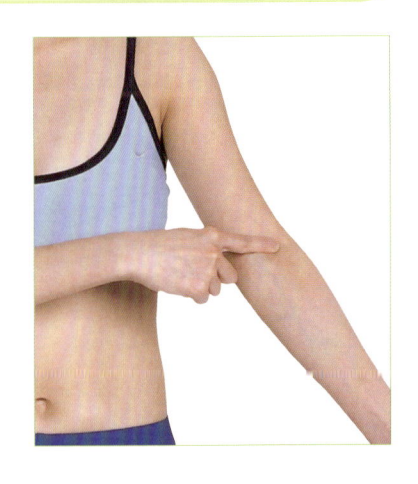

71

打通手太陰肺經 6大重點穴位

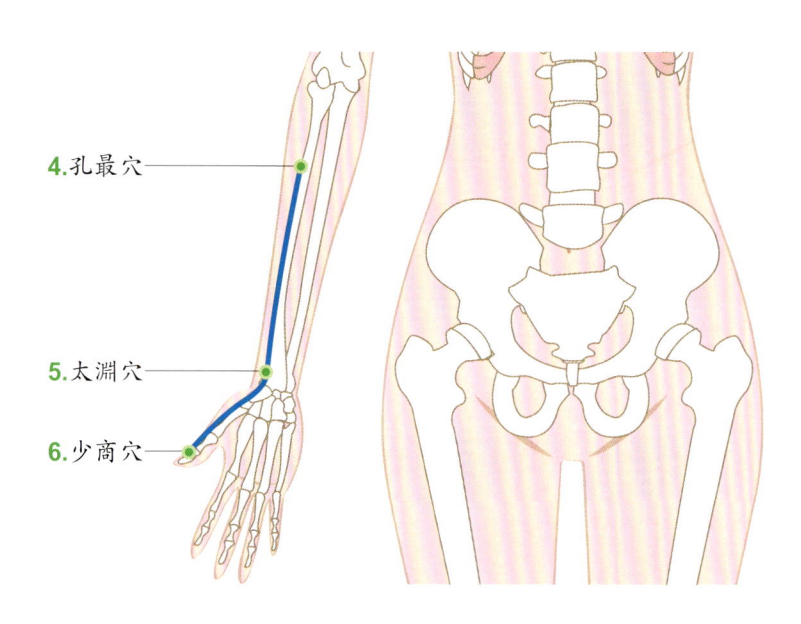

4. 孔最穴
5. 太淵穴
6. 少商穴

4 孔最穴

從手腕橫紋往肘關節方向上探7寸（2個四指橫寬），在橈骨內緣，左右各一，用拇指腹按壓，反覆幾次。

➲ 經穴療效

孔最穴是最能宣散肺氣的要穴，可以治感冒、失聲、發燒、氣喘、鼻血、咳嗽、呼吸系統急症、橈神經障礙以及痔瘡、脫肛、掉髮等。

➲ 這樣通最有效！

氣喘可常練習氣功活絡肺經，如第八段錦、六字訣；常練瑜伽拜月式有助體內排出髒空氣。

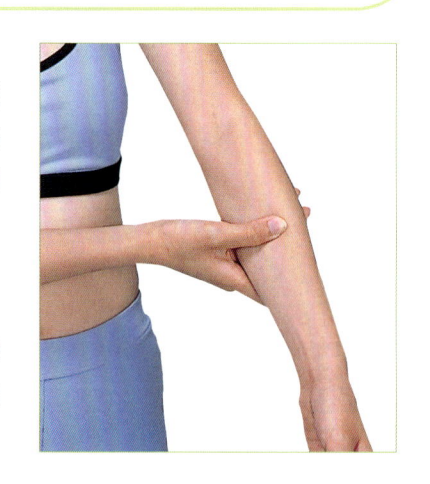

> PART 3　人體的14條大經絡

5　太淵穴

手掌朝上彎，腕關節會浮現兩條硬筋與橫紋，硬筋外側橫紋上，用手摸有脈搏跳動即是。以指腹按壓幾下。

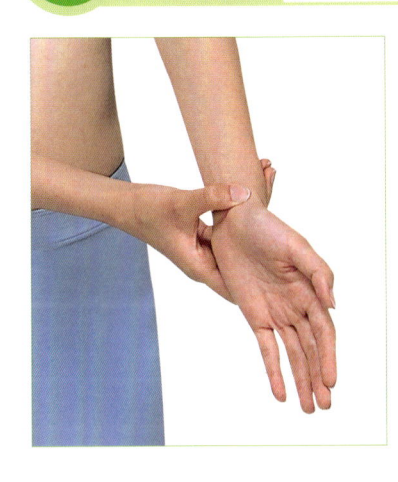

● 經穴療效

左右手各一穴，可改善鼻子過敏、消化不良、用眼過度，可治咳嗽、氣喘、咽喉炎、胸背痛、疲勞、腕關節障礙。

● 這樣通最有效！

氣喘可常練氣功，如第八段錦；感冒咳嗽比較嚴重時，可用吹風機刺激循經穴位，同時多喝薑、蔥煮成的熱湯來改善。

6　少商穴

拇指內側，距指甲根約一粒米大小處，左右各一。用拇指腹按壓，每按5下後放開，停5秒再按。

● 經穴療效

可改善咽喉腫痛、咳嗽、抽筋，治扁桃腺炎、咽喉炎、氣喘、失聲、中風昏迷，為急救穴。

● 這樣通最有效！

針斜刺少商穴出血可治中風昏迷；感冒喉嚨發炎腫痛，可用米粒或棒狀物刺激此穴緩解；因壓力造成咽喉腫痛者，可按摩此穴及商陽穴來改善。

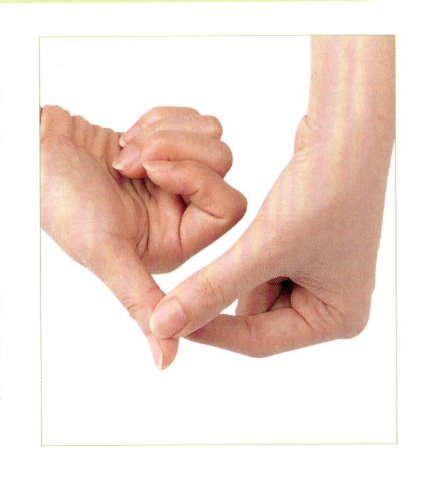

手陽明大腸經

——：實線為體表路線。
----：虛線為體內路線。
→：淡藍色箭頭 表示體表線走向。
→：鵝黃色箭頭 表示體內路線走向。

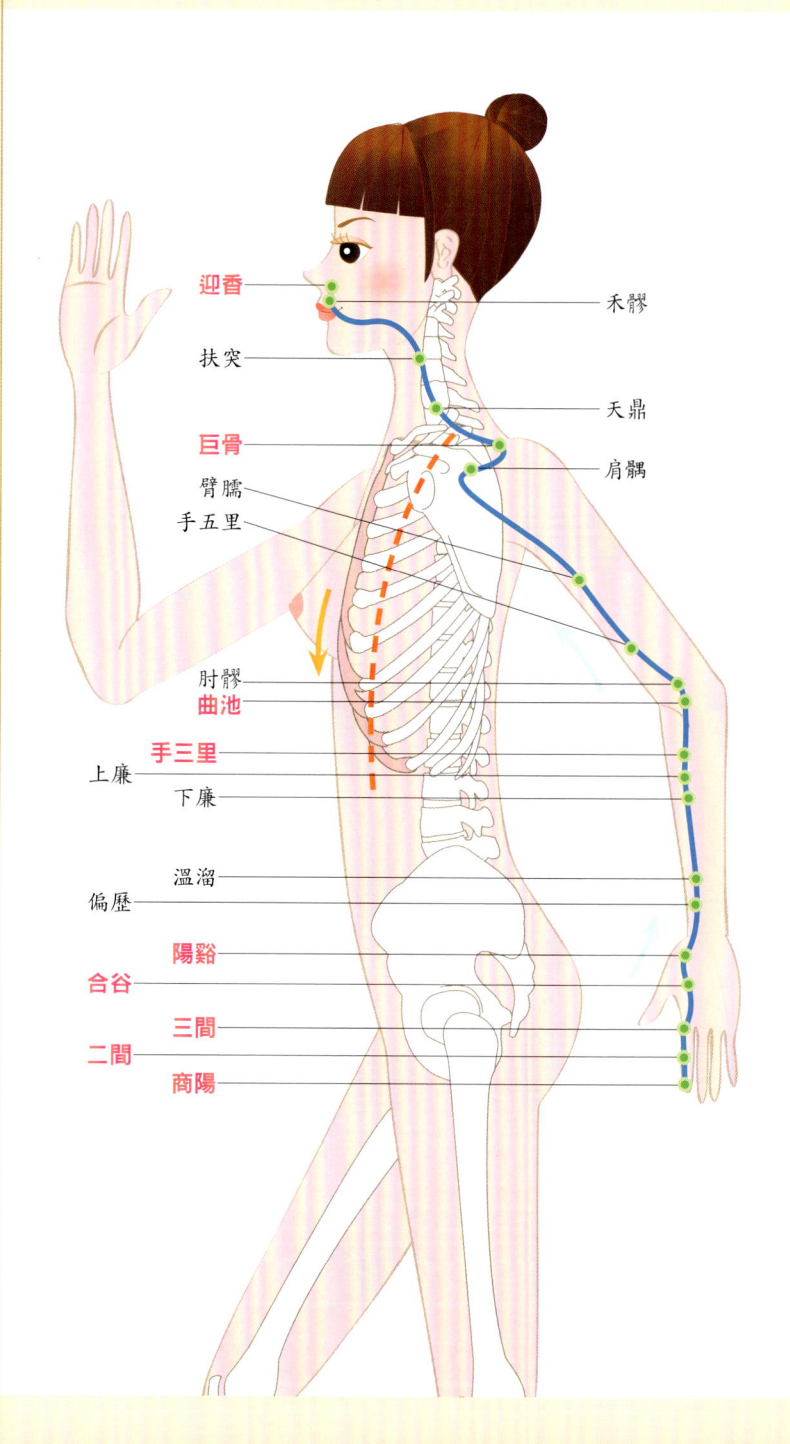

- 主掌臟腑：大腸。
- 主治概要：五官、咽喉、皮膚、消化及生殖系統、運動障礙等。

迎香
扶突
巨骨
臂臑
手五里
肘髎
曲池
手三里
上廉
下廉
溫溜
偏歷
陽谿
合谷
三間
二間
商陽

禾髎
天鼎
肩髃

74

PART 3　人體的14條大經絡

🩸 血氣運行路線

　　從食指末端的商陽穴，沿著手臂外側往上臂、肩膀，在肩峰分成2路，一路從體表往頸、鎖骨上窩，再到臉部、鼻子旁邊的迎香穴，與足陽明胃經相交；另一路往體內經過肺到大腸。沿路穴道有20個。

💡 手陽明大腸經的功效

　　簡稱「大腸經」，臨床上常用來治療感冒、上呼吸道感染、支氣管炎、頭痛、三叉神經痛、發燒、牙痛、口乾、耳鳴、耳聾、急性腸胃炎、消化不良、下痢、便祕、皮膚病等。

　　中醫裡的大腸屬腑，肺屬臟，臟腑為表裡關係，所以肺和大腸既互相合作又牽制彼此，有時肺部功能變弱或出現異常，也容易看起來面黃肌瘦、虛弱，甚至造成消化系統失調。患有手陽明大腸經相關病症者，在合谷穴附近多半會有壓痛點。

💡 疏通法大搜查

　　針灸、刮痧、按摩推拿、氣功、太極、瑜伽等，都可以刺激手陽明大腸經上的穴道，達到保養消化系統及呼吸道系統的目的。例如氣功中的六字訣、八段錦等，以及瑜伽裡的勇士變化式、側三角扭轉式、拜月式等，藉由伸展鍛鍊肌力、強化手臂、背部肌肉，活絡大腸經。

注意事項

1. 用外力疏通手陽明大腸經上的穴道，當身體有實證時，通過的部位會發熱腫脹；身體為虛證時，則會渾身發冷、打顫。
2. 孕婦要注意不宜在合谷穴上針灸；此外，針刺本經上的巨骨可治療肩膀酸痛、五十肩，但要注意刺的方向與深度，以免誤刺引起氣胸。

75

打通 手陽明大腸經 9大重點穴位

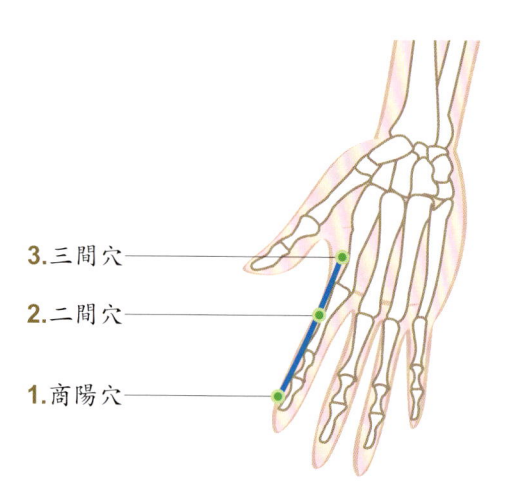

以下9大穴位為大腸經的重要穴位，經常疏通，養生保健事半功倍。

3. 三間穴
2. 二間穴
1. 商陽穴

1 商陽穴

食指靠拇指側，距離指甲根角約一分(一粒米大小)處。用拇指指腹按壓3～5秒後放開，反覆幾次。

➲ 經穴療效

左右各一穴，具有解熱作用，改善咽喉腫痛、食指麻痺、眼睛酸痛、牙痛，可治急性鼻炎、發燒、急性胃腸炎、熱病。

➲ 這樣通最有效！

清熱解鬱，可揉按大腸經沿線的商陽、二間、合谷與曲池穴；用針斜刺商陽穴，可救治中風昏迷；腹痛、牙痛時可用棒狀物強壓此穴緩解。

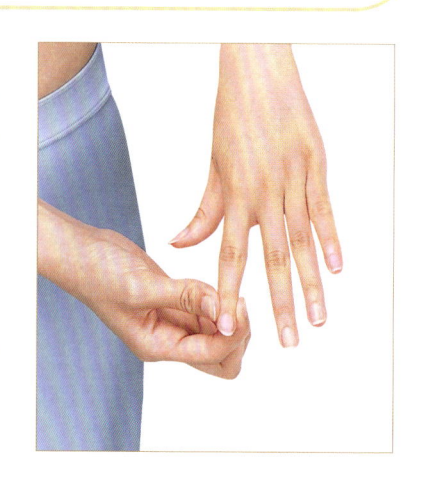

PART 3　人體的14條大經絡

2　二間穴　微握拳，在食指內側第2掌指關節前凹陷中，左右各一。用拇指指腹向下按壓10秒後放開，反覆幾次。

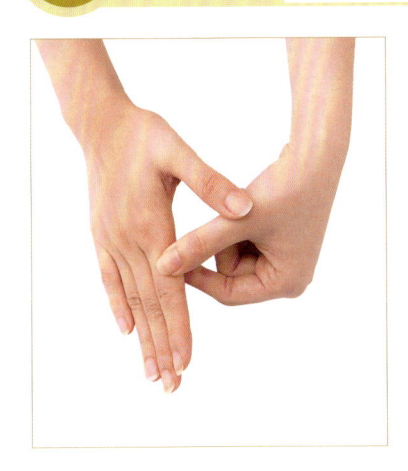

➔ 經穴療效

改善鼻血、牙痛、喉嚨痛、頭暈、便祕、口乾舌躁、消化不良。

➔ 這樣通最有效！

便祕時期可增加按壓二間穴的次數與強度，並配搭適合的精油進行經絡芳療，放鬆身心。

3　三間穴　微握拳，在食指內側第2掌指關節後方凹陷處，左右各一。用拇指指腹向下按壓10秒後放開，反覆幾次。

➔ 經穴療效

改善腹脹、腸鳴、嗜睡、牙齦腫痛、喉嚨痛、鼻血、腹部疼痛、眼睛發炎及全身燥熱。

➔ 這樣通最有效！

壓力大、餐後上腹疼痛，可常按此穴緩解，並選擇適合精油進行經絡芳療，例如迷迭香、茴香。

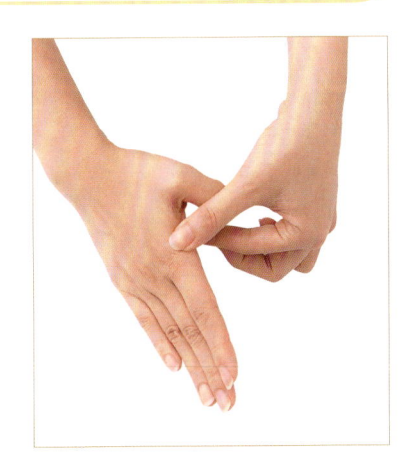

打通**手陽明大腸經** 9大重點穴位

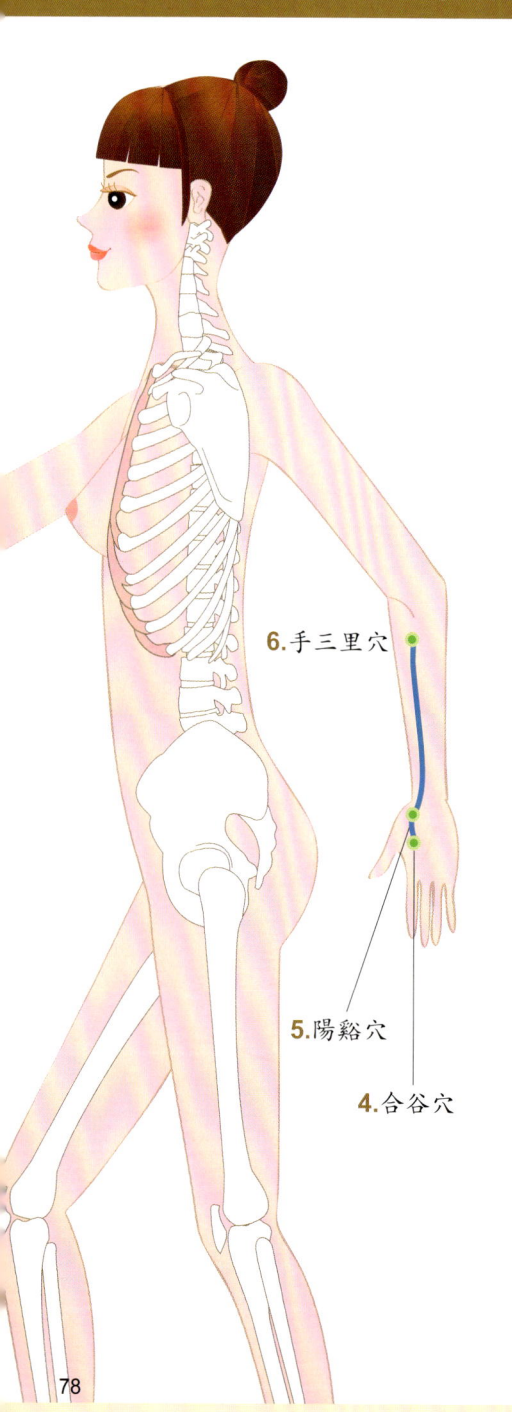

4 合谷穴

大拇指第一關節橫紋正對另一手虎口邊緣，大拇指彎曲按下，指尖所指即是，用力按壓5次放開即可。

➔ 經穴療效

左右各有一穴，可改善腸胃功能、眼睛疲勞、頭痛，治牙痛、發燒、半身麻痺、咽喉炎、頭部、顏面部等疾病，應用範圍很廣。

➔ 這樣通最有效！

將20支牙籤串成一把，強力刺激合谷穴能緩解牙痛、頭痛；生理痛按此穴與三陰交穴可緩解；胃痛、便祕或消化不良，可從虎口往手肘方向刮痧。

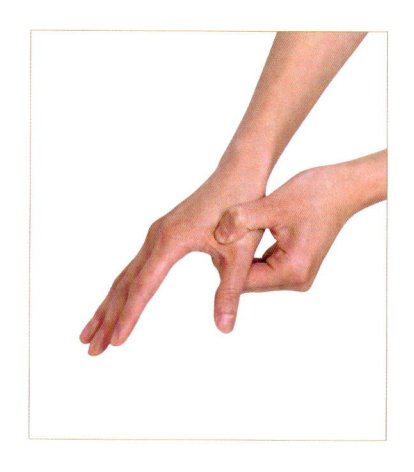

6. 手三里穴
5. 陽谿穴
4. 合谷穴

PART 3　人體的14條大經絡

5 陽谿穴

拇指向上翹時，下方近手腕處會出現兩條筋，兩筋中央凹陷與橫紋交界處即是。用指腹按壓，持續20秒。

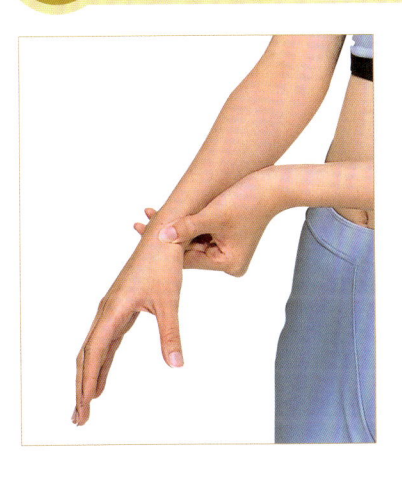

➲ 經穴療效

改善網球肘、電腦手、媽媽手、心悸、虛冷症，治頭痛、扁桃腺炎、咽喉炎、牙痛、手關節障礙及小兒消化不良。

➲ 這樣通最有效！

左右各有一穴，手腕關節酸痛明顯時，可熱敷陽谿穴加以舒緩，或用針灸貼片同時貼於此穴、合谷穴。

6 手三里穴

在曲池穴往下2寸處，用大拇指指腹按壓，由輕到重，順時針揉按，反覆幾次。

➲ 經穴療效

治肩頸疼痛、麻痺、橈神經知覺障礙、頭痛，有助消炎，改善疔瘡。

➲ 這樣通最有效！

肩頸酸抽痛，可握拳用手刀輕敲此穴緩解；青春痘、疔瘡可彈撥此穴；牙痛可從手三里穴到合谷穴沿大腸經按壓。

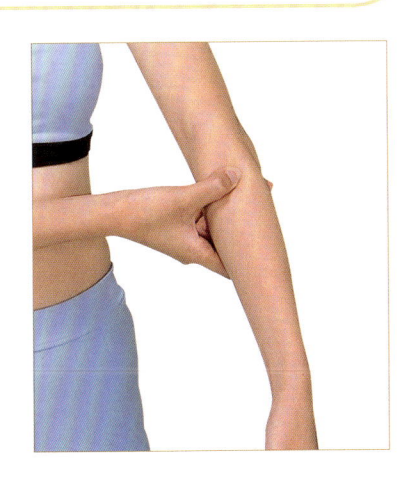

打通 手陽明大腸經 9大重點穴位

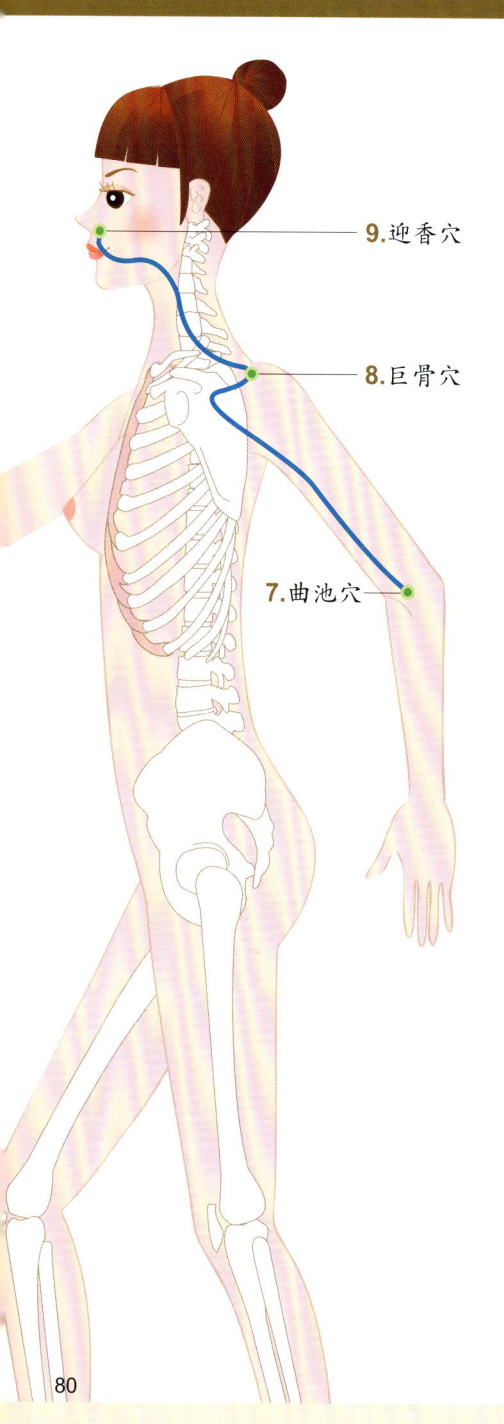

9. 迎香穴
8. 巨骨穴
7. 曲池穴

7 曲池穴

將手肘彎曲成直角，在肘關節橫紋外側端，左右各一，用大拇指指腹按壓，由輕到重，順時針揉按，反覆幾次。

➔ 經穴療效

可清熱瀉火，治感冒、生理痛、肩頸不適、中風、高血壓、媽媽手等。

➔ 這樣通最有效！

經常握拳用手刀敲此穴，有助減重、淡化黑斑，但不宜太用力；過敏體質、生理不順、壓力大，可往手肘方向沿大腸經刮痧；用針灸貼片貼此穴可改善關節炎。

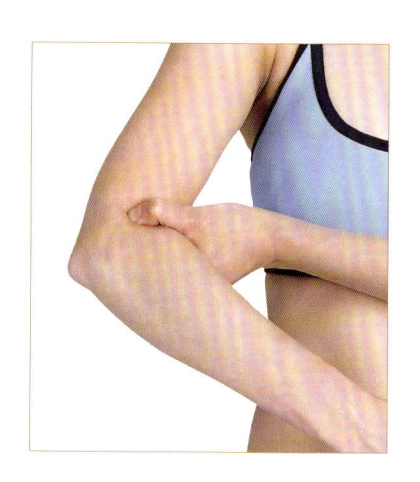

PART 3　人體的14條大經絡

8 巨骨穴

在鎖骨外端的肩峰與肩胛骨間的凹陷處。把中指壓在食指上，用食指指腹按壓20秒後鬆開，重複5次。

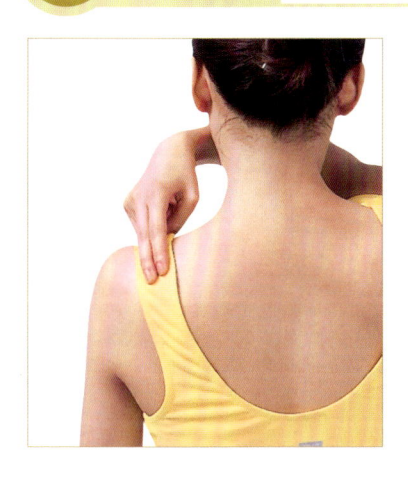

➔ 經穴療效

左右各一，可以改善肩膀酸痛、五十肩，治療肩關節與周圍軟組織障礙、甲狀腺功能亢進。

➔ 這樣通最有效！

肩膀開始有點酸的時候，可坐在辦公室做手部簡易瑜伽，或是起來練八段錦等氣功。

9 迎香穴

鼻翼兩側凹陷處，鼻翼底部正前方，法令紋附近，左右各一，同時以指腹按壓數次。

➔ 經穴療效

治療鼻病重要穴道，可治臉部神經痛，紓解鼻塞、流鼻水、流鼻血、黑眼圈、眼睛疲勞等。

➔ 這樣通最有效！

鼻塞鼻炎難受時，從印堂穴、迎香穴到巨髎穴刮痧，可緩解；用針灸貼片貼此穴能減輕太陽穴疼痛；抵抗力下降時用氣功掌搓臉部，可預防感冒。

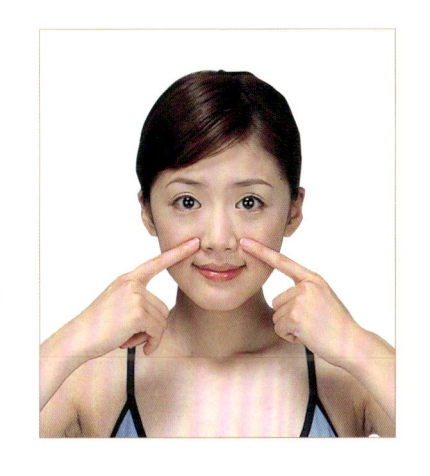

81

足陽明胃經

- ──：實線為體表路線。
- ╌╌：虛線為體內路線。
- ⇨：淡藍色箭頭 表示體表路線走向。
- ⇨：鵝黃色箭頭 表示體內路線走向。

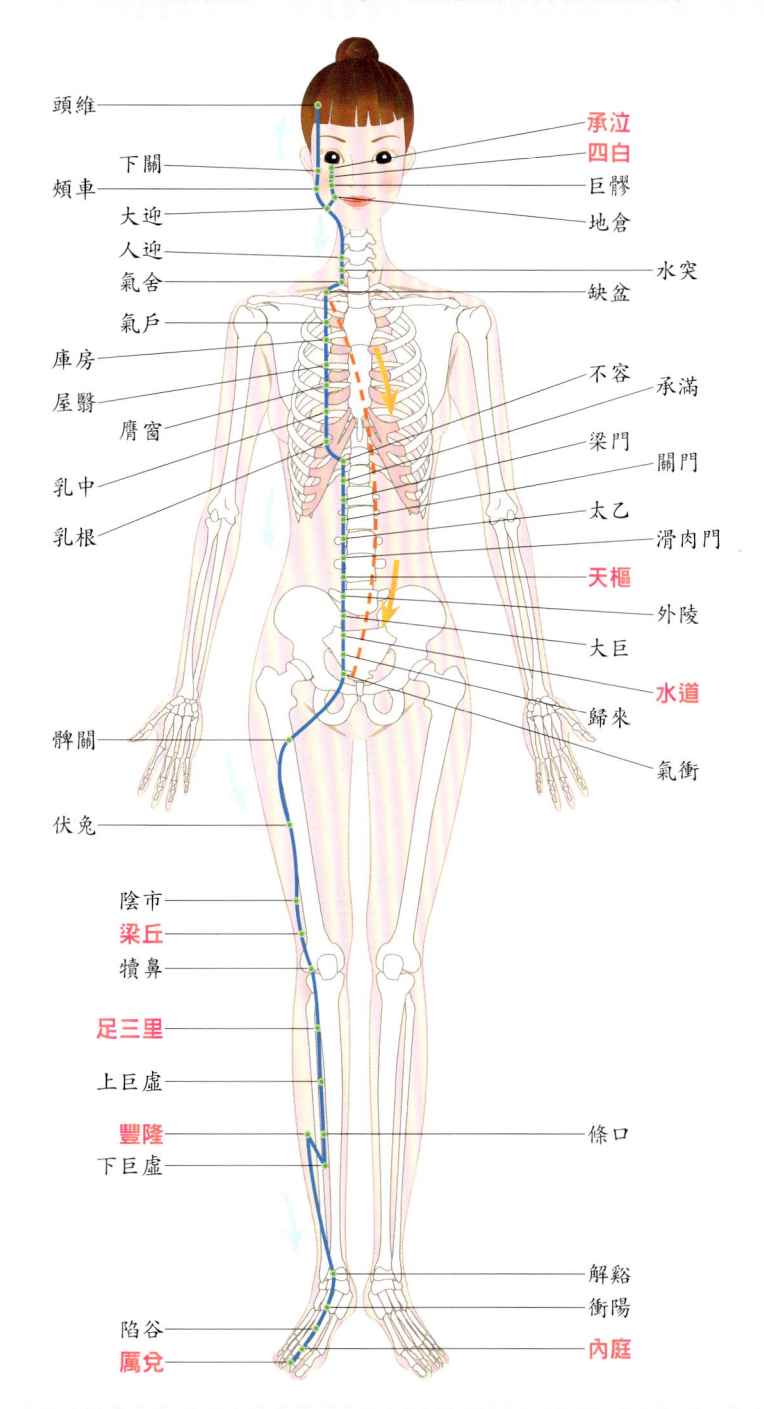

● 主掌臟腑：胃。
● 主治概要：消化系統、咽喉、五官疾病、下肢外側知覺及運動障礙。

左側穴位	右側穴位
頭維	承泣
下關	四白
頰車	巨髎
大迎	地倉
人迎	水突
氣舍	缺盆
氣戶	不容
庫房	承滿
屋翳	梁門
膺窗	關門
乳中	太乙
乳根	滑肉門
髀關	天樞
伏兔	外陵
陰市	大巨
梁丘	水道
犢鼻	歸來
足三里	氣衝
上巨虛	條口
豐隆	解谿
下巨虛	衝陽
陷谷	內庭
厲兌	

血氣運行路線

沿路有45個穴道，自鼻翼起，上行至眼睛下方的承泣穴，再往下經過胸部、腹部，到達腳背第二趾的厲兌穴，是一條很長的經絡，行走路線也分體表與體內兩路。本經起點是手陽明大腸經的盡頭，支脈終點與足太陰脾經相接。

足陽明胃經的功效

簡稱「胃經」，臨床上常用來治療慢性胃炎、消化性潰瘍、胃痛、腹脹、腹痛、水腫、咽喉腫痛、氣喘、三叉神經痛、胸膝部疼痛等。

胃經在體內的路徑通過胃與脾，如果胃經出問題，可以從臉色看出，容易泛黃，而且循經部位可能失調，有時中醫會從頭部的胃經穴道著手針灸治療。

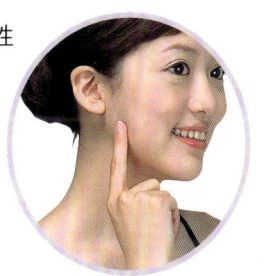

疏通法大搜查

胃經循行路線很長，許多不適都可以透過疏通胃經來改善，例如利用針灸、指壓按摩、推拿、拍打、刮痧等，都能給予經絡刺激，促進氣血循環。鍛鍊氣功、太極、八段錦、瑜伽也不錯，例如瑜伽中的橋式、弓式、勇士變化式、貓式等，都能活絡胃經，而橋式還能平坦小腹、美化臀部曲線，勇士變化式、弓式還能強化大腿前側肌力、美化四肢曲線。

胃弱的人除避免酸辣刺激食物外，盡量選擇性平、溫和的食材；而排便不順、腹脹，可用茴香精油做腹部按摩來改善。

注意事項

1. 必須注意誤刺引起氣胸的穴道包括：缺盆、氣戶、庫房、屋翳、膺窗。
2. 乳中穴禁止針、灸。

打通足陽明胃經 9大重點穴位

以下9大穴位為胃經的重要穴位，經常疏通，養生保健事半功倍。

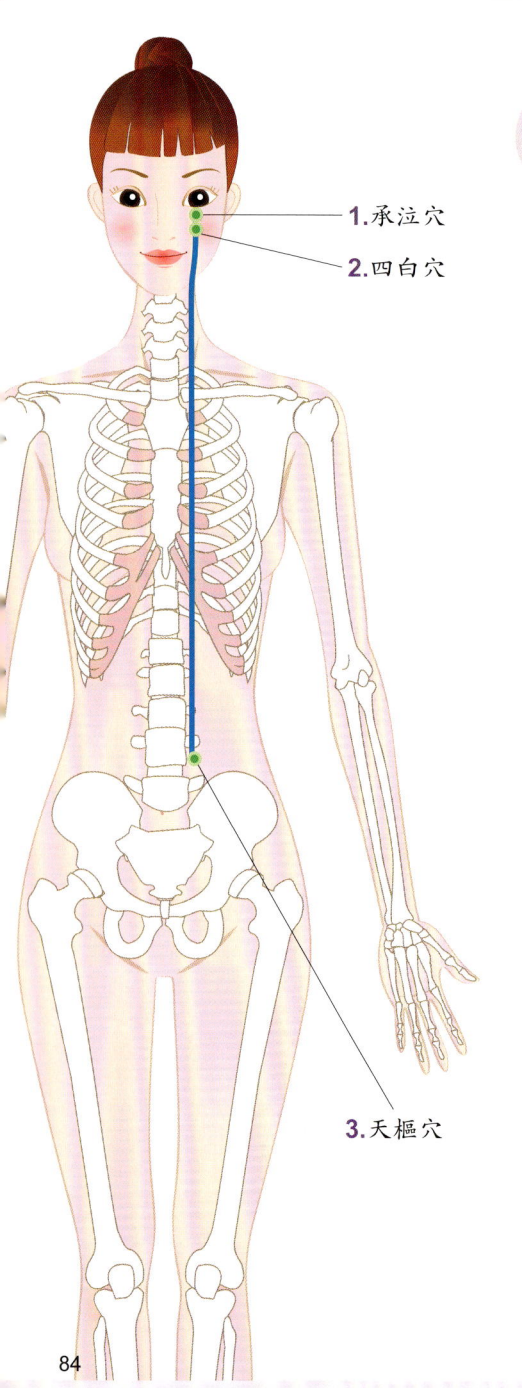

1. 承泣穴
2. 四白穴
3. 天樞穴

1 承泣穴

眼睛正視時，瞳孔正下方的眼眶下緣凹陷處，左右各一，用食指指腹輕按10秒後放開，反覆幾次。

➔ 經穴療效

改善視力、頭昏眼花、眼睛酸痛流淚、眼睛充血、夜盲、口眼歪斜，治眼部疾病、面肌痙攣。

➔ 這樣通最有效！

消除泡泡眼、淡化黑眼圈，可熱敷、冷敷交替，並用中指輕輕按揉承泣穴，平時多補充胡蘿蔔、蕃茄等含維生素A的食物。

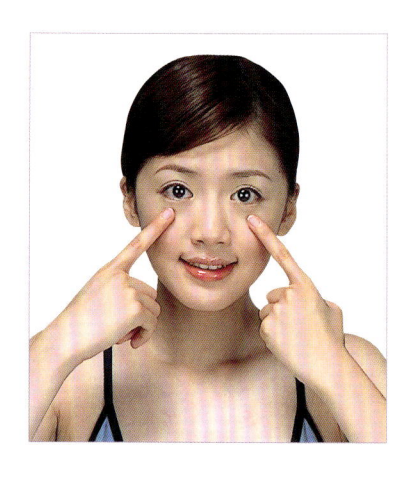

PART 3　人體的14條大經絡

2 四白穴

眼睛正視時，瞳孔下方1寸（拇指橫寬）凹陷處，左右各一，用食指指腹輕按10秒後放開，反覆幾次。

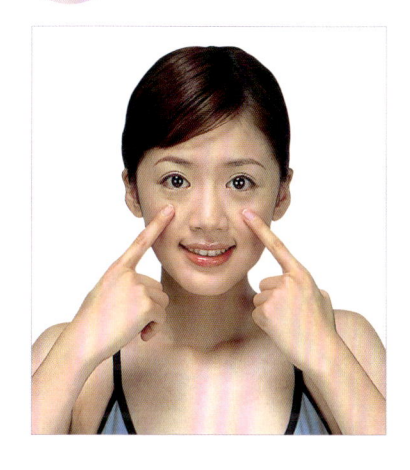

➲ 經穴療效

改善眼睛疲勞、頭痛、眩暈，治眼睛方面的疾病、口眼歪斜、三叉神經痛、面肌痙攣、鼻炎。

➲ 這樣通最有效！

消除臉部浮腫、緊實臉部線條，用指節經此穴由鼻子往耳朵方向推；消除黑眼圈及眼睛疲勞，冷、熱敷並輕敲此穴。

3 天樞穴

肚臍中心往兩旁2寸處（三指橫寬），左右各一。用指腹按壓，由輕到重，持續15秒後放開，反覆幾次。

➲ 經穴療效

改善消化不良、腹瀉、便祕、嘔吐、食慾不振、痛經，治感冒、月經不順、消化系統疾病、闌尾炎。

➲ 這樣通最有效！

消除小腹贅肉、保細腰，可以常用指節按壓天樞穴，並做圈狀按摩；瑜伽中的橋式能活絡腹部、腿部胃經穴位，還能平坦小腹。

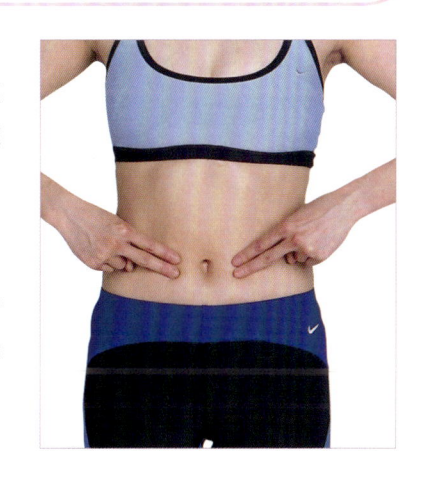

打通足陽明胃經9大重點穴位

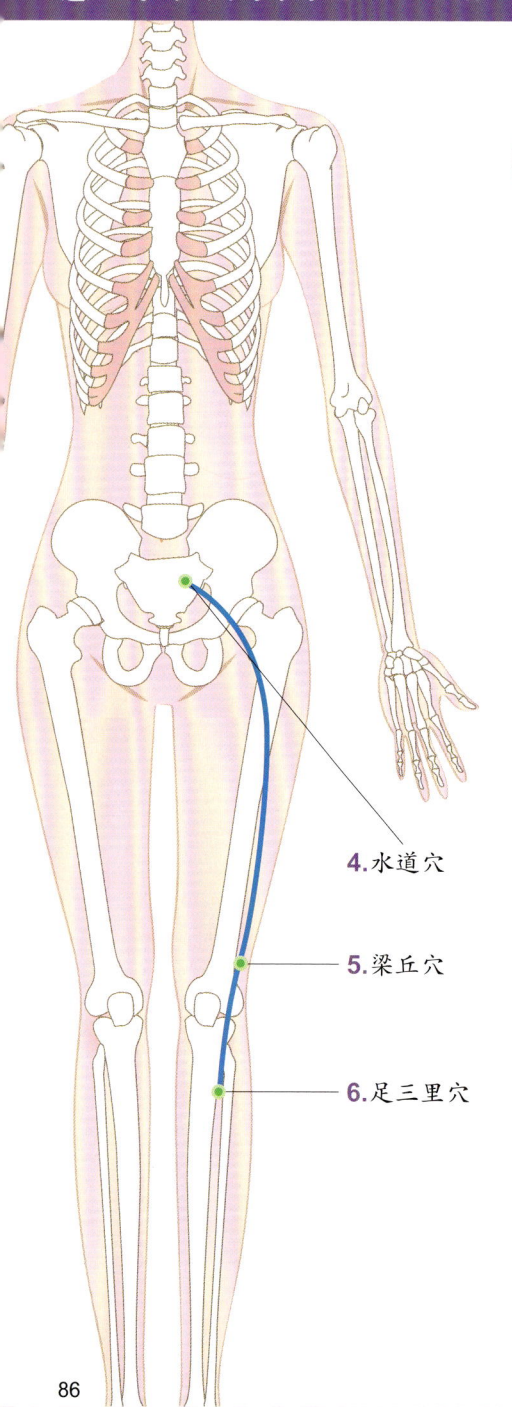

4 水道穴

肚臍中心點下方3寸（四指橫寬），往兩旁2寸處（三指橫寬），左右各一。用指腹按壓幾下。

➔ 經穴療效

緩解痛經，改善腰痛、肩背痛、水腫，治小腹脹滿、小便不利、疝氣、不孕、下腹各種疼痛。

➔ 這樣通最有效！

腰部痠痛時，可用針灸貴片刺激水道穴；經痛時可用暖暖包敷此穴、飲溫經湯，讓身體更舒服。

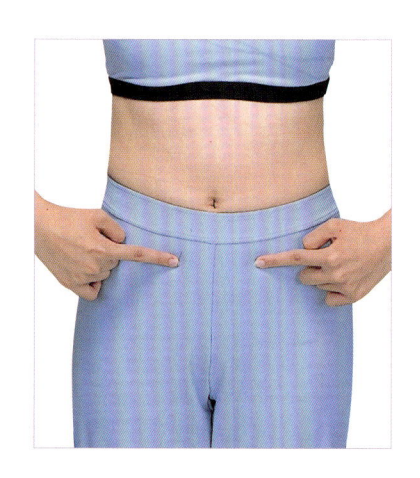

4. 水道穴
5. 梁丘穴
6. 足三里穴

PART 3　人體的14條大經絡

5 梁丘穴

膝蓋骨外側上方2寸（三指橫寬）凹陷處，左右各一，按壓有刺痛感。找到後採坐姿，用拇指腹向下按壓幾下。

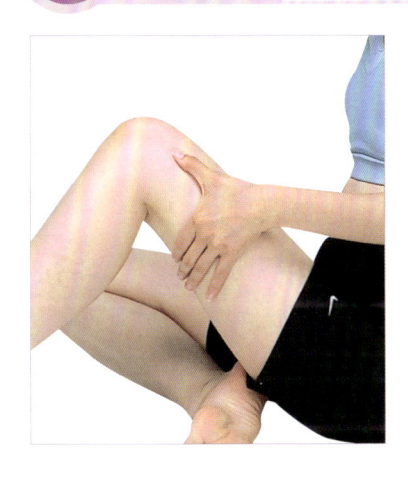

➔ 經穴療效

改善膝腫痛、急性腰痛、坐骨神經痛、下痢，治胃痙攣、胃酸過多、胃痛等胃部急症及下肢不遂。

➔ 這樣通最有效！

美化大腿曲線可握拳敲打梁丘穴及循經穴位，敲到微有痛感就好；消化系統不好時，可單點強壓。

6 足三里穴

膝蓋下方凹陷處下探3寸（四指橫寬），左右各一，以指腹用力按壓5次放開。

➔ 經穴療效

治便祕、胃病、失眠、手腳冰冷、生理痛、高血壓、嘔吐、食慾不振、足膝腰、呼吸道疾病及各種慢性病，應用範圍廣。

➔ 這樣通最有效！

疲勞血虛、食慾不佳，刺激足三里穴可改善，搭配山藥、香菇、棗等補氣食材更有效；生理痛、手腳冰冷，熱敷或針灸貼片於此穴可舒緩。

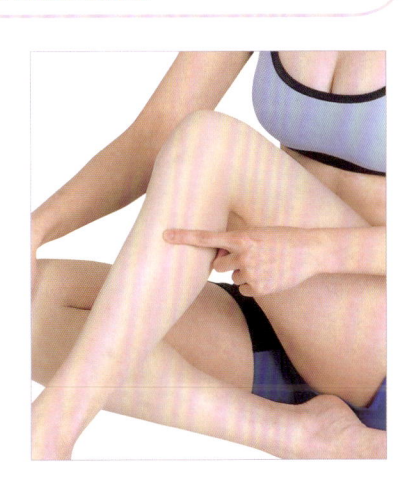

打通足陽明胃經 9大重點穴位

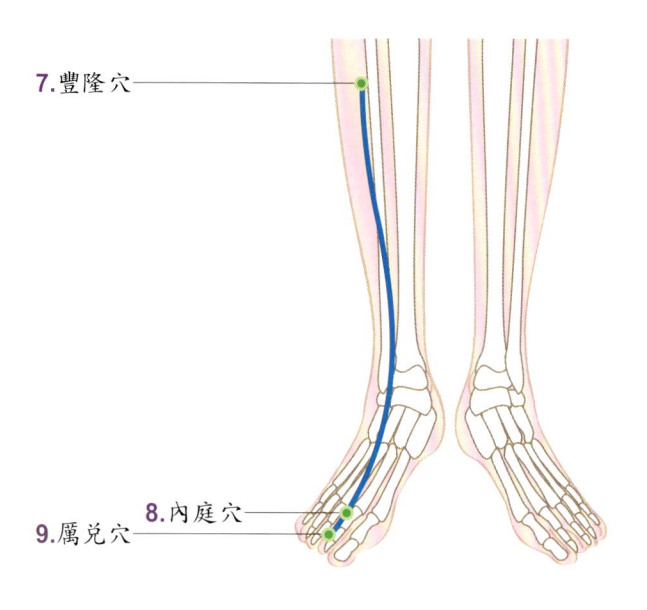

7. 豐隆穴

8. 內庭穴

9. 厲兌穴

7 豐隆穴

外踝尖上8寸（4個三指橫寬）、小腿正中央往外1寸(拇指橫寬)位置，用指腹按壓，每15秒後放開。

➔ 經穴療效

左右各一，可改善胃部不適、腹痛、腹脹、腸鳴、下痢、頭痛，治痰多、氣喘、咳嗽、便祕、下肢腫痛。

➔ 這樣通最有效！

痰多疲倦時，可用指節強按或熱敷刺激豐隆穴；肩膀酸痛無力，可用針灸貼片貼此穴，並用紅豆、昆布及低油料理改善。

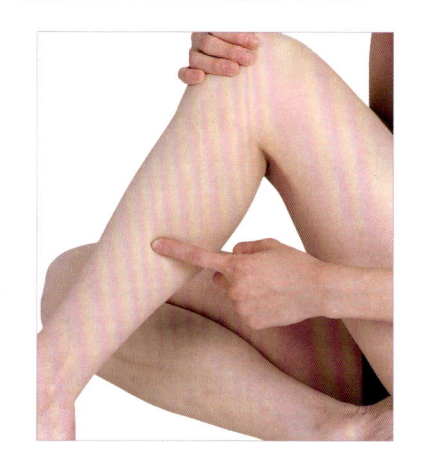

PART 3　人體的14條大經絡

8　內庭穴

腳背第2、3趾間的接合處，左右各一，用拇指指腹向下按壓15秒後放開，反覆幾次。

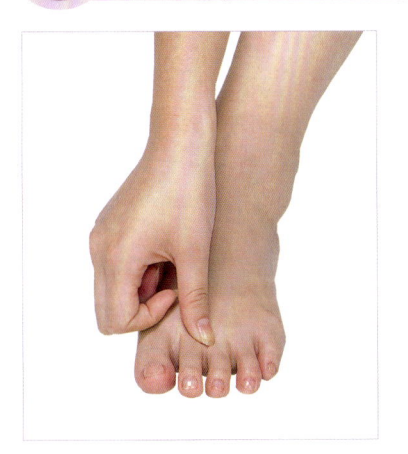

➔ 經穴療效

改善腹瀉、下痢、便祕、足背腫痛、腳麻、消化不良，治胃腸虛弱、牙痛、咽喉腫痛、蹠趾關節痛。

➔ 這樣通最有效！

手腳冰冷可強按內庭穴；胃部灼熱、悶痛，可改吃梨、木耳、白菜除胃熱，並練氣功調控呼吸，調息至此穴。

9　厲兌穴

第2腳趾趾甲根部外側、靠第3腳趾的地方，左右各一。用拇指和食指捏住兩側，往中央施壓。

➔ 經穴療效

改善腹部積水、黃疸、顏面神經麻痺、面部浮腫，治流鼻血、牙齒痛、咽喉腫痛、暈車、暈船、多夢。

➔ 這樣通最有效！

消除眼睛疲勞，可用棒狀物強力刺激此穴；助眠、強健胃部功能，睡前可常捏此穴及腳趾兩側，加以揉捏繞圈。

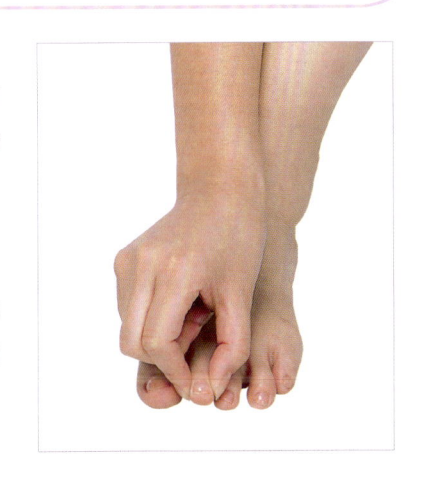

89

足太陰脾經

——：實線為體表路線。
- - -：虛線為體內路線。
⇒：淡藍色箭頭 表示體表路線走向。
⇒：鵝黃色箭頭 表示體內路線走向。

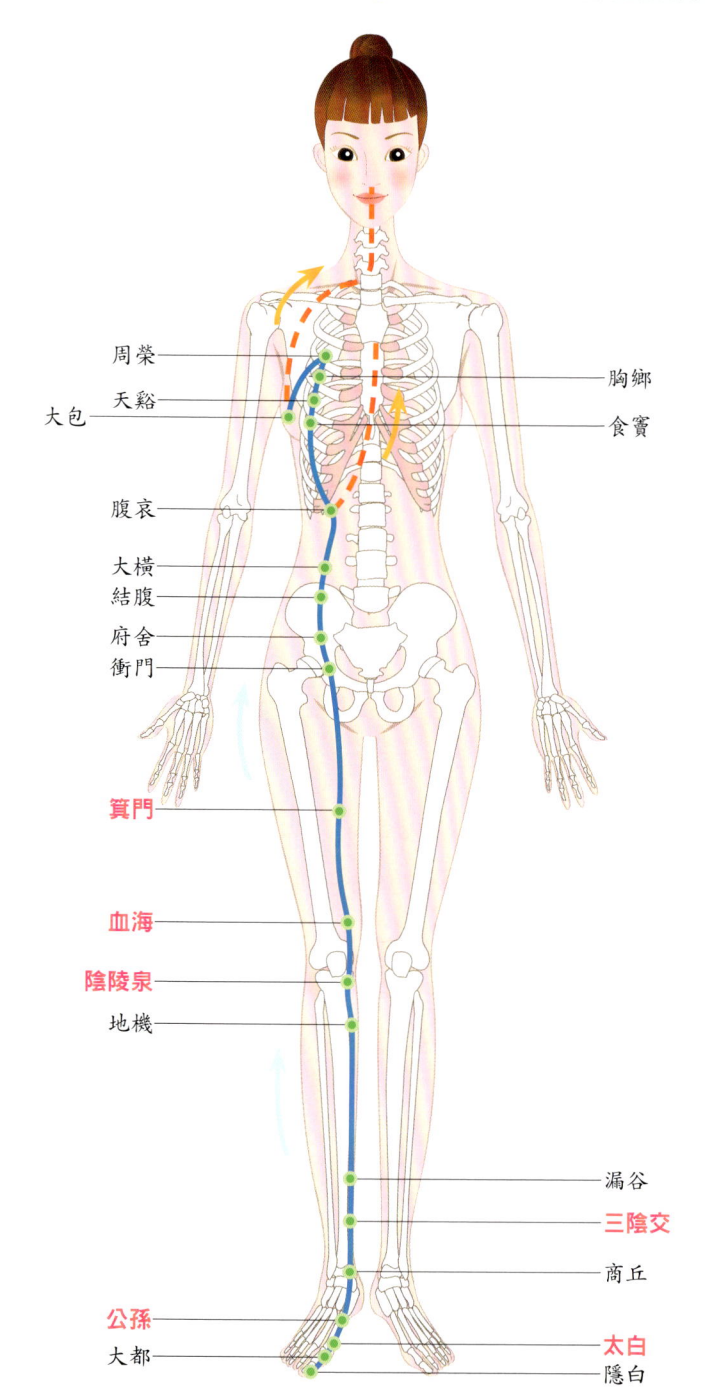

- 主掌臟腑：脾。
- 主治概要：消化、泌尿系統疾病，慢性疲勞、大腿知覺及運動障礙。

穴位標註：
- 周榮
- 天谿
- 大包
- 胸鄉
- 食竇
- 腹哀
- 大橫
- 結腹
- 府舍
- 衝門
- 箕門
- 血海
- 陰陵泉
- 地機
- 漏谷
- 三陰交
- 商丘
- 公孫
- 大都
- 太白
- 隱白

90

血氣運行路線

沿路有21個穴道，從腳拇趾內側的隱白穴開始，經過腿部內側，到腹部分成2路，體內線走向脾、胃到胸部深處，與手少陰心經交會。體表線走到腋下後又分成2線，一條止於胸部的大包穴，一條進入體內抵達舌部。

足太陰脾經的功效

簡稱「脾經」，臨床上常用來治療急慢性腸胃炎、婦科疾病、生殖系統障礙、腹脹、腹瀉、黃疸、下肢內側腫脹、便祕、嘔吐等。

脾經與胃經有表裡關係，中醫認為脾主運化，負責調節消化吸收，將食物化為氣血，如果脾經失調，會表現在消化系統、泌尿生殖系統疾病方面，此外，也可能會舌根痛、下半身內側腫脹、無力。

疏通法大搜查

脾經循行路線包括足部、胸部等範圍，除了透過定點針灸、按摩改善穴位不適及循經諸症之外，還可以善用推拿、拍打、刮痧等方式，疏通整條經絡。常練氣功中需要蹲或提肛的招式並配合呼吸，可提升生殖及泌尿系統功能，而瑜伽中的大樹式可刺激脾經的血海穴及伸展腿部、腹部，弓式能訓練腰部與大腿前側，活絡循行此部位的脾經。另外，經前症候群、焦慮，可用精油按摩脾經或薰香來改善，例如橙花、沒藥、薄荷、玫瑰等芳香。

注意事項

1. 必須注意誤刺引起氣胸的穴道包括：大包、周榮、胸鄉、天谿、食竇。
2. 孕婦要注意不宜在三陰交穴上針灸。

打通足太陰脾經 6大重點穴位

以下6大穴位為脾經的重要穴位，經常疏通，養生保健事半功倍。

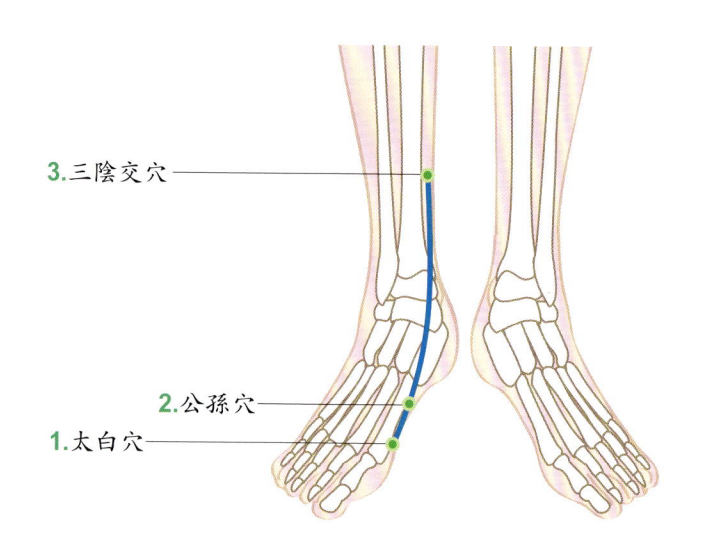

3. 三陰交穴
2. 公孫穴
1. 太白穴

1 太白穴

腳拇趾根部有一塊骨頭突起，後方凹陷的地方即是，用拇指指腹按壓，每15秒後放開，反覆幾次。

▶ 經穴療效

改善脾胃虛弱、食慾不振、腳趾痛及腫脹，治腹痛腸鳴、腹脹嘔吐、腹瀉、消化不良、胃痛、便祕、胸脅脹痛、濕疹、皮膚癢。左右腳各有一穴。

▶ 這樣通最有效！

疲勞時刺激太白穴，可提振精神；心神不寧時，用合適精油進行芳療，搭配推拿手法於此穴上下，可鎮靜安神。

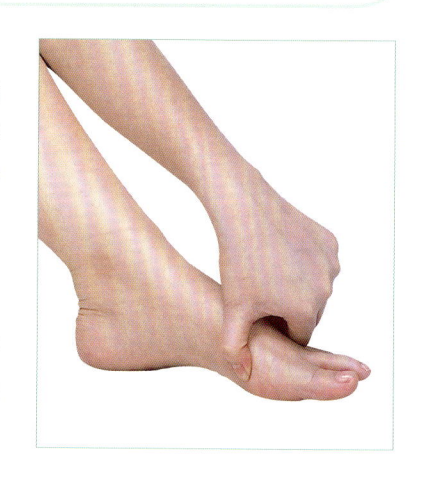

PART 3 人體的14條大經絡

2 公孫穴

腳拇趾側有一關節突出處,關節後方約1寸(拇指橫寬),用拇指指腹按壓,每20秒後放開,反覆幾次。

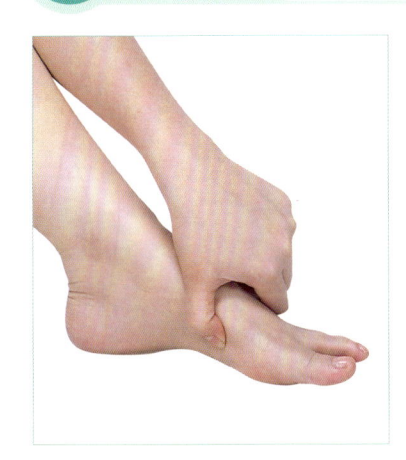

➔ 經穴療效

改善胃痛、腹痛、腳趾痛及腫脹、痰多、煩心失眠,治腹瀉、嘔吐、消化不良、腸鳴腹脹、神經衰弱、水腫。

➔ 這樣通最有效!

左右腳各有一穴,疲勞、食慾不佳可按壓或用艾草條薰公孫穴;常感到噁心、頭重,可用針灸貼片貼此穴。

3 三陰交穴

內腳踝突出處往小腿方向探3寸(四指橫寬),在骨骼後側邊,按有微痛感,用指腹按5次放開。

➔ 經穴療效

主治婦科、腸胃及生殖泌尿系統,如月經不調、經閉、不孕、高血壓、濕疹、小便不利、產後血暈等,應用範圍廣。

➔ 這樣通最有效!

生理痛、月經不順、水腫肥胖,針灸三陰交穴效果顯著;腿部酸痛、便祕或消化不良,可從腳踝往小腿方向刮痧;健美胸型、美膚,可經常按摩此穴。

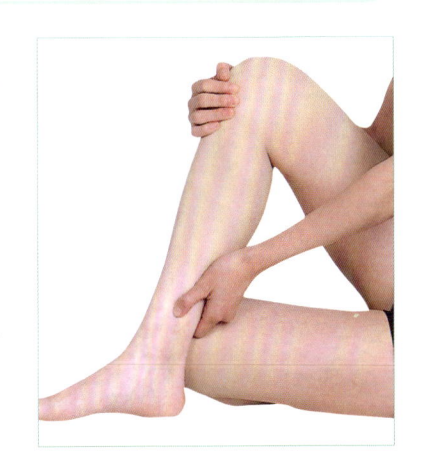

打通足太陰脾經 6大重點穴位

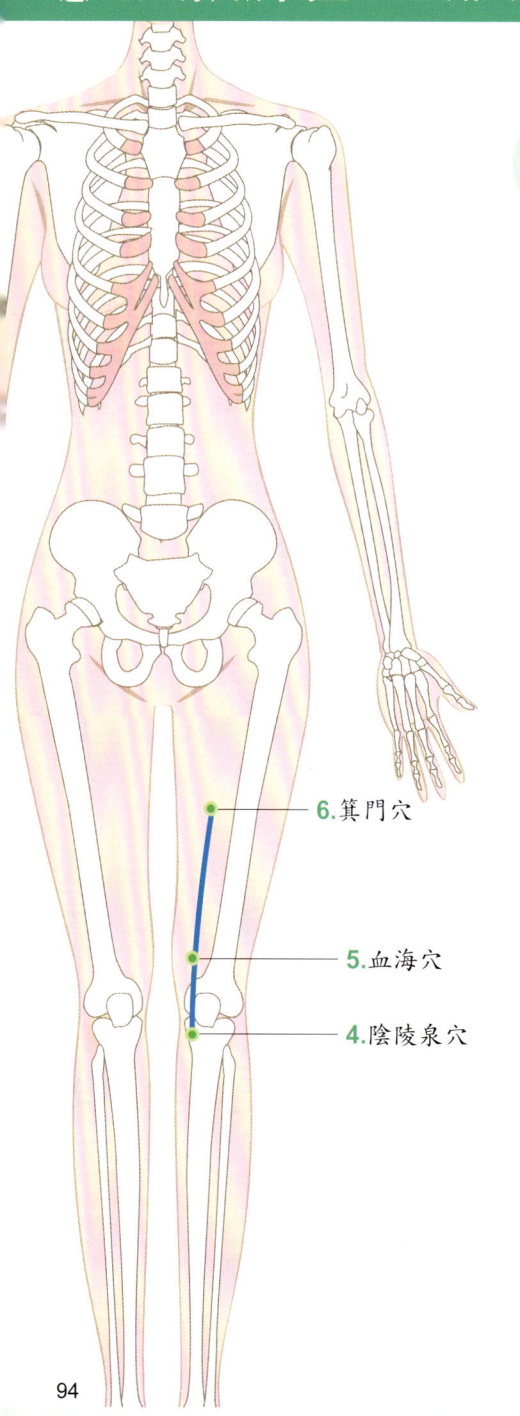

4 陰陵泉穴

小腿內側，脛骨骨頭尖端下方的凹陷處，按壓會感到劇烈疼痛，左右各一，用拇指指腹向下按壓，並做圈狀按摩。

➡ 經穴療效

改善小便不利或失禁、膝痛、水腫，治腹瀉、腹痛、腰痛、更年期障礙、生殖系統障礙、膝與小腿知覺障礙，及白帶、月經失調等婦科疾病。

➡ 這樣通最有效！

容易便祕、肥胖，可以熱敷再用指節按陰陵泉穴，並且多攝取小黃瓜、西瓜、冬瓜、蘿蔔等祛痰利水食材；壓力大時茉莉芳香可舒緩。

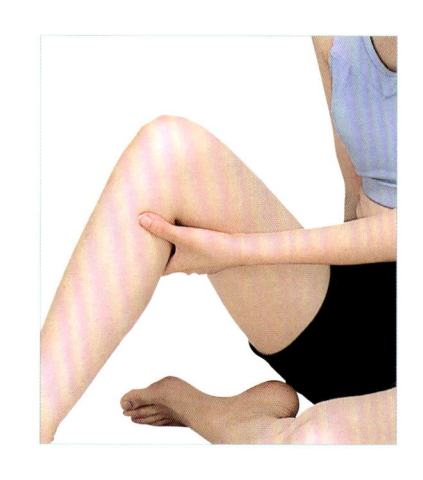

6.箕門穴

5.血海穴

4.陰陵泉穴

PART 3　人體的14條大經絡

5 血海穴

膝蓋骨內側上緣2寸（三指橫寬）。屈膝，手掌放膝蓋，用指腹按，持續15秒後做圈狀按摩，反覆幾次。

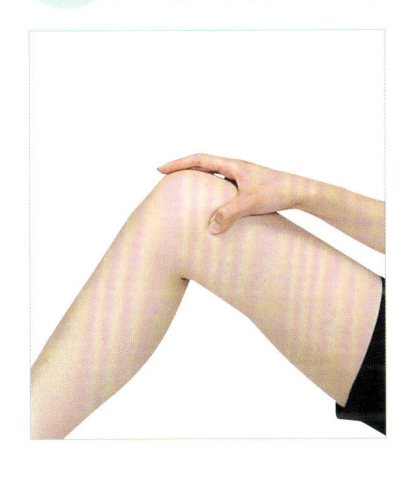

➡ 經穴療效

改善痛經、下腹悶痛、月經不調、貧血、過敏體質、肩膀酸痛、頭痛、更年期障礙，治經閉、崩漏、腳麻、皮膚濕疹、膝關節障礙，左右各有一穴。

➡ 這樣通最有效！

經血不易排出、血瘀經痛，可按壓血海穴，順揉脾經路線穴位；結實大腿肌肉、消除腿部水腫可做瑜伽大樹式。

6 箕門穴

大腿內側從膝蓋骨旁的血海穴直上探6寸（八指橫寬），按時可感到大腿動脈脈搏，用拇指指腹按壓數次。

➡ 經穴療效

治小便不利、遺尿等生殖系統問題，以及婦女疾病、痔瘡、足部靜脈瘤、大腿知覺與運動障礙、腹股溝腫痛等，左右各有一穴。

➡ 這樣通最有效！

鼠蹊部腫痛，可用指節按壓箕門穴以和緩；運動過度隔天大腿酸痛，可用推拿手法於此穴。

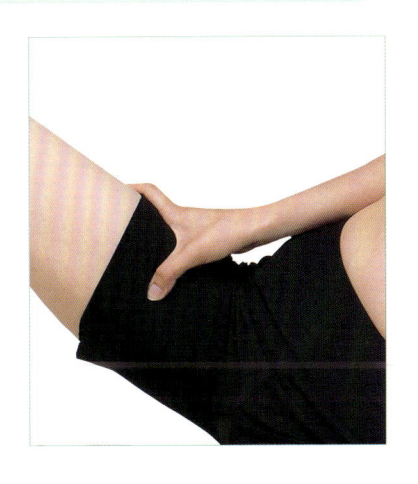

手少陰心經

圖例	
———— ：實線為體表路線。	➡ ：淡藍色箭頭 表示體表路線走向。
- - - - ：虛線為體內路線。	➡ ：鵝黃色箭頭 表示體內路線走向。

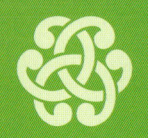

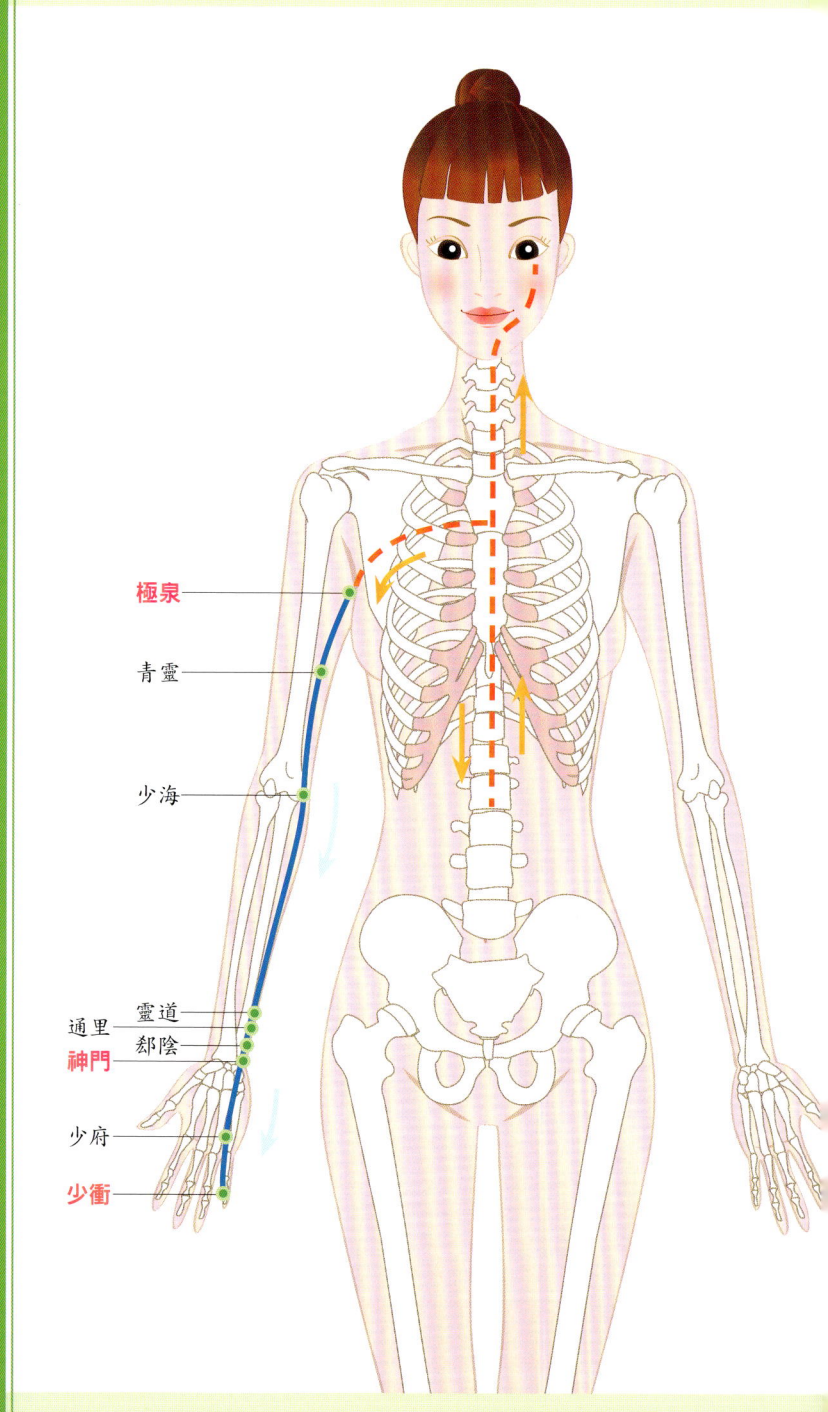

- 主掌臟腑：心。
- 主治概要：心血管疾病、精神疾病、頸肩神經障礙、心悸、憂鬱。

穴位標示：
- 極泉
- 青靈
- 少海
- 靈道
- 通里
- 郄陰
- 神門
- 少府
- 少衝

PART 3　人體的14條大經絡

💧 血氣運行路線

　　沿路主要有9穴，從心臟開始出發，也分體內與體表路線，體內會經過小腸、咽喉、眼下等部位，體表起於腋窩中央的極泉穴，沿上臂、手臂內側走到手小指內側的少衝穴，與手太陽小腸經交會。

💡 手少陰心經的功效

　　簡稱「心經」，臨床上常用來治療心臟病、頭痛、暈眩、精神病、失眠、憂鬱等症。

　　心經主要負責調節心臟與大腦機能，中醫認為心主血脈，如果心臟有異，滋養不足，心經上的穴道都會有所反映，也可能會出現盜汗、喉嚨乾、口渴、上臂內側疼痛麻木、掌心發熱等現象。

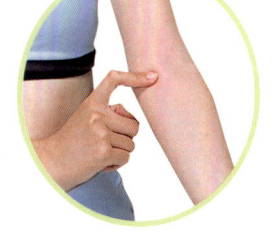

💡 疏通法大搜查

　　心經以心臟為主，對人體至為重要，平時可常練習氣功，調心、調身、調息，當經絡與血液循環系統變好，養分與能量可確實送到全身，人體自癒力也跟著提升了。氣功中的六字訣、八段錦，以及瑜伽中的拜月式、弓式、兔式等，都能活絡手部心經各穴，其中兔式可以提高頭部的含氧量，緩解頭痛和偏頭痛。

　　此外，勤練甩手功，也有助於活絡心經，改善疲勞，延緩老化；常敲打手少陰心經的經絡循行方向，可以減緩心腎機能降低，預防失眠。憂鬱、煩躁可用玫瑰、洋甘菊等香草茶飲、薰香或精油按摩來改善。

注意事項

　　對極泉穴施以針刺療法要特別注意，以免誤刺到動脈。

打通**手少陰心經**3大重點穴位

以下3大穴位為心經的重要穴位,經常疏通,養生保健事半功倍。

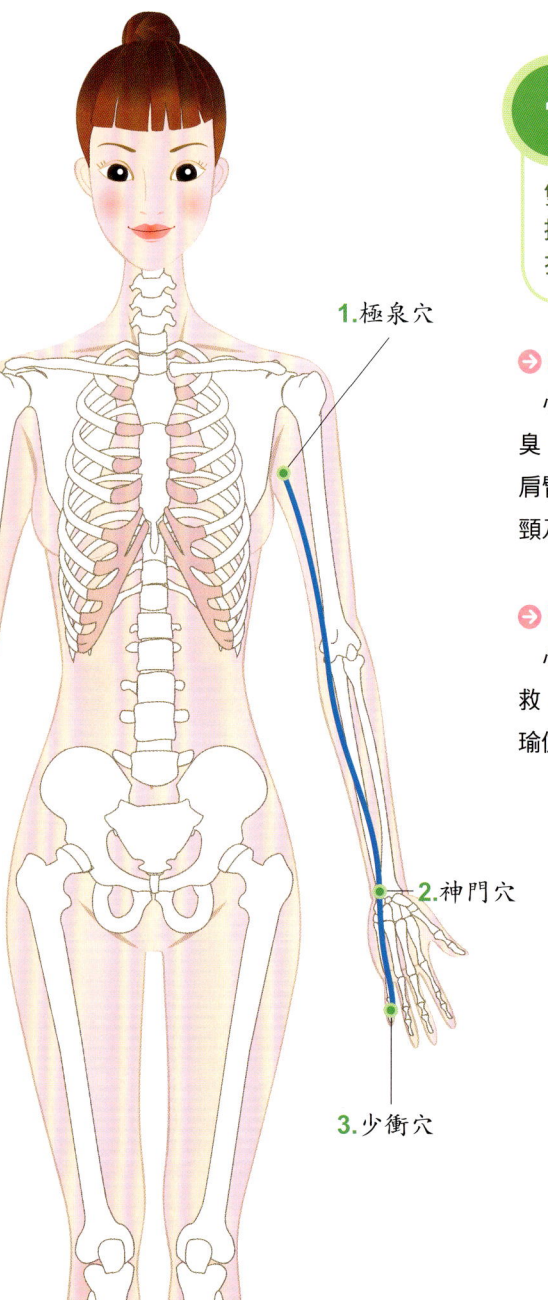

1. 極泉穴
2. 神門穴
3. 少衝穴

1 極泉穴

雙臂往外伸展,在腋窩正中心凹陷,可摸到脈搏跳動的地方,左右各一,將四指放在肩頭上,用拇指按壓幾次。

▶ **經穴療效**

心經的最高位置,能增進心臟功能,治狐臭、心痛、胸悶、心悸、憂鬱、手肘酸痛、肩臂疼痛、臂叢神經損傷、乳汁分泌不足、頸及腋窩淋巴結腫脹。

▶ **這樣通最有效!**

心臟病突然發作,強壓或彈撥極泉穴能急救;鬆弛緊張、壓力及調整自律神經,勤練瑜伽大樹式。

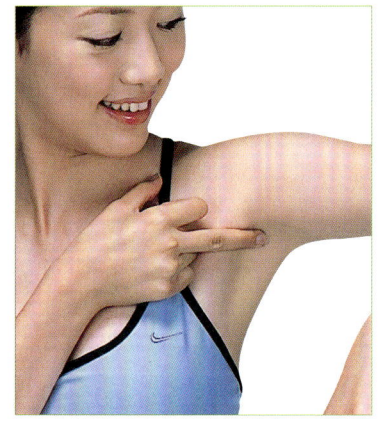

PART 3　人體的14條大經絡

2　神門穴

握空拳朝肘關節方向彎，近小指側會有一條硬筋，筋與腕橫紋交叉處即是，左右各一。持續按壓20秒。

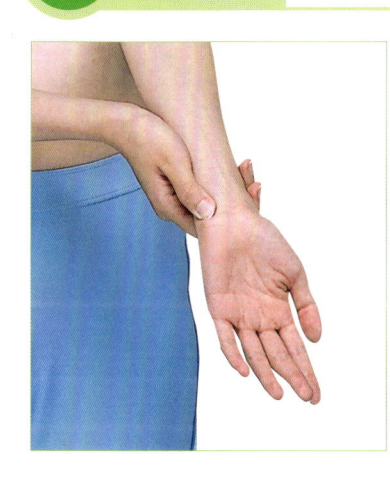

➔ 經穴療效

能調節自律神經，改善心絞痛、心煩、歇斯底里、心悸、恍惚、失眠、食慾不振、低血壓、手臂酸麻、疲勞、便祕。

➔ 這樣通最有效！

緊張焦慮、心臟跳動劇烈或心律不整，用米粒按壓神門穴能鎮靜安神；要改善虛冷體質、強化心肺，可練習瑜伽中的弓式。

3　少衝穴

小指指甲根部靠無名指側的地方，用拇指和食指捏住小指兩側，往指甲中央施壓，持續20秒後放開再按。

➔ 經穴療效

改善心悸、心痛、歇斯底里、恍惚、呼吸困難、口乾舌燥、胸脅痛、手臂麻痛、小指知覺與運動障礙，急救熱病、昏迷。

➔ 這樣通最有效！

左右手各有一穴，中風、中暑、休克昏迷時可同時針刺少衝穴與少商穴急救；頭腦昏沈時可用棒狀物強力刺激少衝穴。

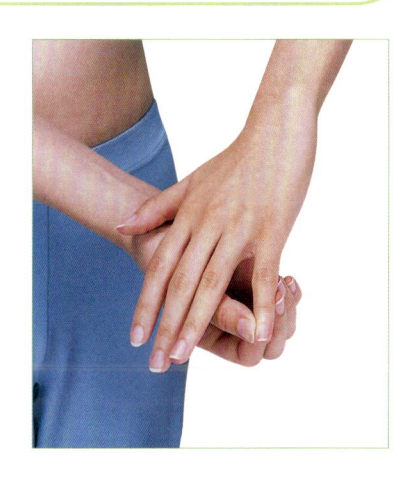

──── ：實線為體表路線。　　⇨ ：淡藍色箭頭 表示體表路線走向。
---- ：虛線為體內路線。　　⇨ ：鵝黃色箭頭 表示體內路線走向。

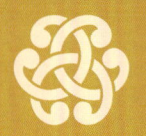

手太陽小腸經

● 主掌臟腑：小腸。
● 主治概要：耳部、頸肩、顏面、眼部、咽喉及方面的疾病。

聽宮
顴髎
天容
天窗

肩中俞
曲垣
肩外俞
臑俞
秉風
天宗
肩貞

小海

支正

養老
陽谷
腕骨
後谿
前谷
少澤

100

PART 3　人體的14條大經絡

🔵 血氣運行路線

　　沿路有19個穴道，從於手部小指尖端的少澤穴，沿手臂外後側往上走，經肩後到背脊骨最高點分成2路，體內線經過心臟、胃到達小腸，體表線往上走，止於耳前的聽宮穴，另有一小支線進入眼內角，與足太陽膀胱經相連。

🟢 手太陽小腸經的功效

　　簡稱「小腸經」，臨床常用來治療耳鳴、聽力減退、頭痛、暈眩、發燒、咽喉炎、落枕、脖子僵硬、肩頸酸痛等症。

　　按臟腑表裡關係來看，心屬「臟」、小腸屬「腑」，管人體水分與養分的吸收，二者互相影響，心經與小腸經一起調節小腸機能。如果小腸經失調，可能出現咽喉腫痛、臉頰腫脹、聽力衰退、手臂外側或外肩疼痛的問題。

🟢 疏通法大搜查

　　小腸經主要循行路線為手臂到小腸，除了透過定點針灸、按摩改善穴位不適及循經諸症之外，也可以善用推拿、拍打的方式，疏通整條經絡。此外，平常可勤練氣功，尤其是八段錦更能活絡雙手上的小腸經，也可挑選一些會鍛鍊到手臂外側的瑜伽，例如勇士變化式、側三角扭轉式、拜月式，其中側三角扭轉式因為有扭轉動作，還可以活絡到內臟，強化內臟機能。

注意事項

1. 對肩中俞穴、肩外俞穴針刺時要特別注意，以免誤刺造成氣胸。
2. 對少澤穴進行針刺療法，孕婦須慎用。

打通 **手太陽小腸經** 6大重點穴位

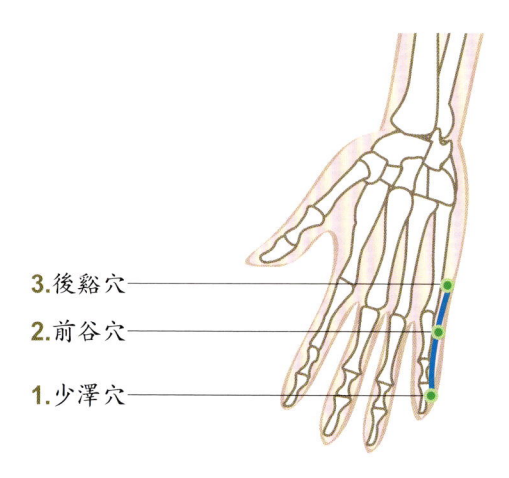

以下6大穴位為小腸經的重要穴位，經常疏通，養生保健事半功倍。

3. 後谿穴
2. 前谷穴
1. 少澤穴

1 少澤穴

小指外側，指甲根部的地方，左右各一，可用拇指和食指捏住兩側揉捏，或用棒狀物按壓。

➔ 經穴療效

可解熱，治頭痛、中風、咽喉腫痛、青光眼、白內障、頸部酸痛、肩臂外後側疼痛、乳汁分泌不足、乳腺炎、小指麻痺。

➔ 這樣通最有效！

想美化胸型、豐胸，可針灸或常按壓少澤穴，但按壓力道不要過重；熱病昏迷可針刺此穴急救。

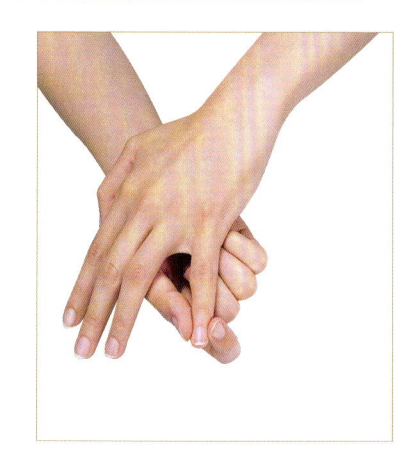

PART 3　人體的14條大經絡

2　前谷穴

小指掌關節的斜前方凹陷處，左右各一，用食指指腹按15秒後放開，反覆幾次。

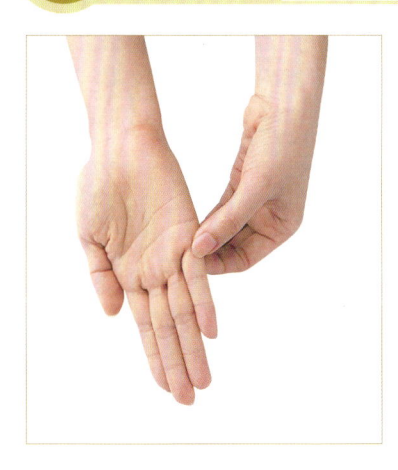

● 經穴療效

改善耳鳴、頭痛、眼睛酸痛、鼻塞、臉頰腫、咽喉腫痛、扁桃腺炎、乳腺炎、乳汁分泌不足少、手麻。

● 這樣通最有效！

減輕頭痛可針刺前谷穴以緩解；疲勞時可搓熱手掌，從肩膀往小指方向推搓，以提振精神。

3　後谿穴

掌心朝上握拳，小指掌指尖彎曲處有一條明顯橫紋，盡頭即是，左右各一，用拇指指尖按壓，每15秒後放開。

● 經穴療效

改善頭頸僵硬、肩膀酸痛及發麻、落枕、腰背痛、眼部疾病、耳鳴、耳痛、盜汗、手指及肘臂痙攣。

● 這樣通最有效！

手指抽痛可與合谷穴同時針刺，效果更好；修飾手臂線條、預防肩頸僵硬，可練瑜伽中的拜月式。

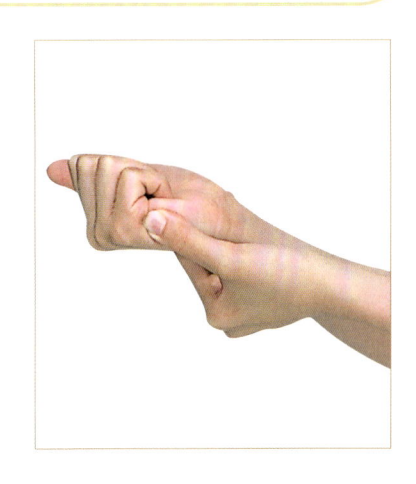

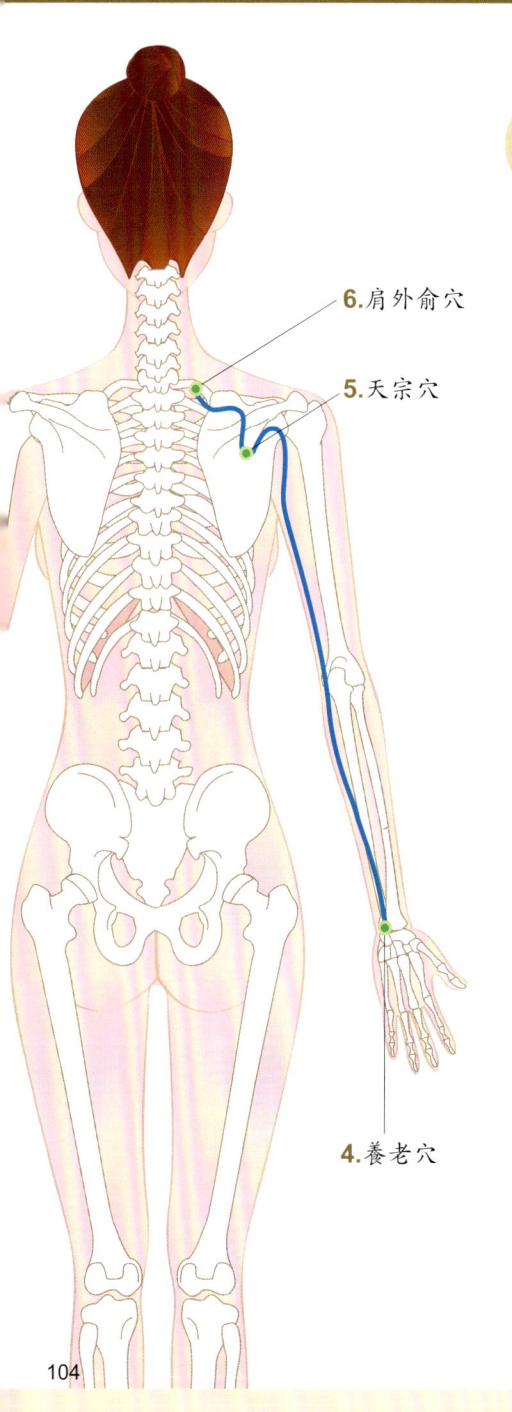

打通**手太陽小腸經**6大重點穴位

6.肩外俞穴

5.天宗穴

4.養老穴

4 養老穴

掌心先向下，用另一手中指壓住腕關節突出骨頭，將掌心轉向面對胸，原本中指壓按處的縫隙即是，左右反一，用食指指腹按15秒後放開，反覆幾次。

● 經穴療效

改善記憶力及視力減退，治落枕、急性腰疼、腕關節紅腫疼痛、頭痛、半身麻痺，肩、背、肘、臂酸痛。

● 這樣通最有效！

抗衰老、強身保健可以溫和灸於養老穴，對老年人特別有益；鎮靜止痛，也可以揉按此穴。

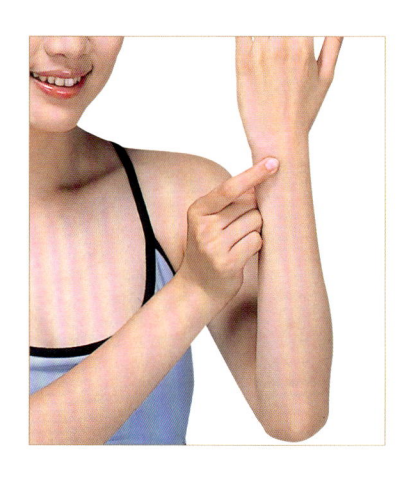

PART 3　人體的14條大經絡

5　天宗穴

背部肩胛骨中央，左右各一，按壓時會有痛感傳到手臂。用拇指指尖同時按壓，持續20秒後放開。

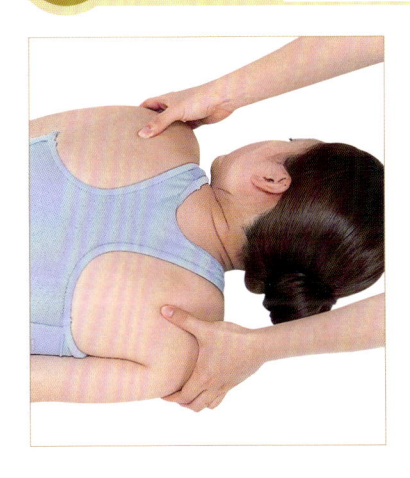

➔ 經穴療效

改善肩胛疼痛、肩膀酸痛、五十肩、肩背部損傷、乳汁分泌不足、乳腺炎、胸部疼痛、臉部浮腫。

➔ 這樣通最有效！

肩頸痠痛、坐骨神經痛，從天宗穴推壓上背部可以緩解；手麻肩硬可從天宗穴沿小腸經方向敲。

6　肩外俞穴

後頸中央最突出（第7頸椎）正下方（第1胸椎），下方凹陷處往左右外移3寸。用指腹按幾次。

➔ 經穴療效

改善肩背疼痛、頸部僵硬、上肢冷痛、肌肉酸痛，左右各有一穴。

➔ 這樣通最有效！

感冒造成的疲倦、身體酸痛，可請他人稍微用力揉壓肩外俞穴；多喝溫熱開水與熱敷此穴也可緩解。消除疲勞、放鬆肌肉，可做提肩、轉肩、雙手揉捏的鬆頸操。

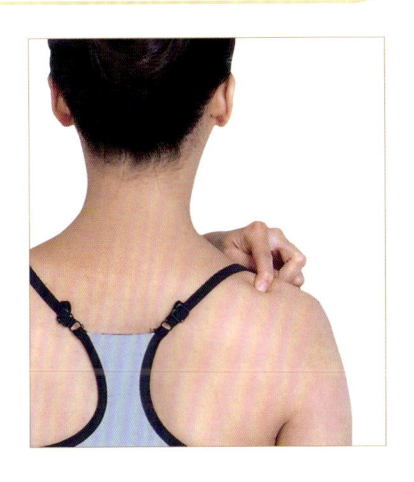

足太陽膀胱經

● 主掌臟腑：膀胱。
● 主治概要：頭頸、眼部、腰背、心血管方面的疾病及呼吸系統、消化道、泌尿系統。

―― ：實線為體表路線。
- - - ：虛線為體內路線。
→ ：淡藍色箭頭 表示體表路線走向。
→ ：鵝黃色箭頭 表示體內路線走向。

頭部穴位：
承光、曲差、五處、通天、眉衝、攢竹、睛明

背部穴位（內側）：
絡却、玉枕、天柱、大杼、風門、肺俞、厥陰俞、心俞、督俞、膈俞、肝俞、膽俞、脾俞、胃俞、三焦俞、腎俞、氣海俞、大腸俞、關元俞、上髎、次髎、中髎、下髎、會陽

背部穴位（外側）：
附分、魄戶、膏肓、神堂、譩譆、膈關、魂門、陽綱、意舍、胃倉、肓門、志室、小腸俞、胞肓、膀胱俞、中膂俞、秩邊、白環俞

下肢穴位：
承扶、殷門、浮郄、委陽、委中、合陽、承筋、承山、飛揚、跗陽、崑崙

足部穴位：
僕參、申脈、金門、京骨、束骨、足通骨、至陰、跗陽、崑崙

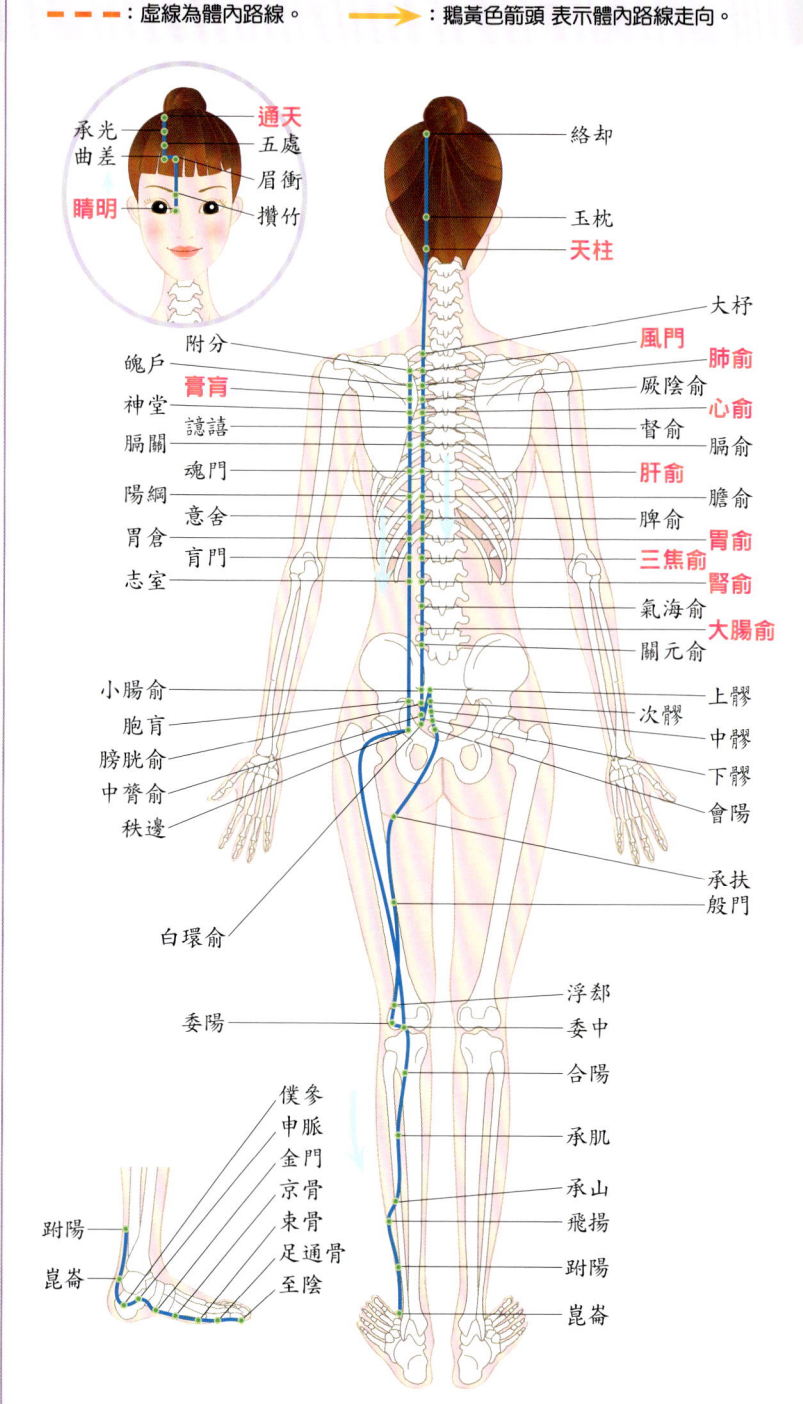

106

PART 3　人體的14條大經絡

🧘 血氣運行路線

沿路有67個穴道，從眼睛內側的睛明穴，經過頭頂、頸部，在後頸椎分支，一條往下直到腳小趾外側的至陰穴，與足少陰腎經相接。另有支脈進入體內，通過腎臟到達膀胱。

💡 足太陽膀胱經的功效

簡稱「膀胱經」，臨床上常用來治療頭痛、感冒、鼻炎、暈眩、眼部疾病、三叉神經痛、精神疾病、背痛、腰痛、肩頸僵硬酸痛、小便不利、遺尿、便祕、下腹痛及婦科疾病等。

膀胱經是12經中最長的經脈，負責調節膀胱功能，與腎互為表裡，關係著人體老化及生殖功能。

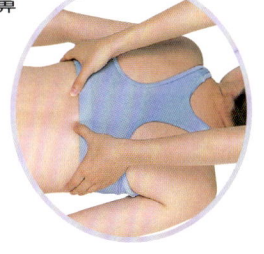

💡 疏通法大搜查

足太陽膀胱經是一條很長的經脈，經穴又大多在體表，所以當人體遭受感冒、風寒等外邪侵襲時，循經穴位很快就會有反應。平常可勤練氣功、太極，增強抵抗力。而瑜伽中的大樹式、手碰腳式、側三角扭轉式等，會鍛鍊到腿內側、腿後側的肌力並伸展手部、背部，有助於疏通膀胱經脈，背痛時可練瑜伽中的頭膝式、貓式，疏通背部膀胱經各俞穴，強化背部。

此外，鼻子不通、有鼻病時，可常搓熱手指，用指腹當梳子（梳子功）從頭中央往後頸推梳。

注意事項

懷孕期間腿部浮腫、長瘡、長孕斑、心情浮躁，可搭配氣味芳香的精油輕輕按揉膀胱經，例如葡萄柚、檀香等，但是力道千萬不能過重。

107

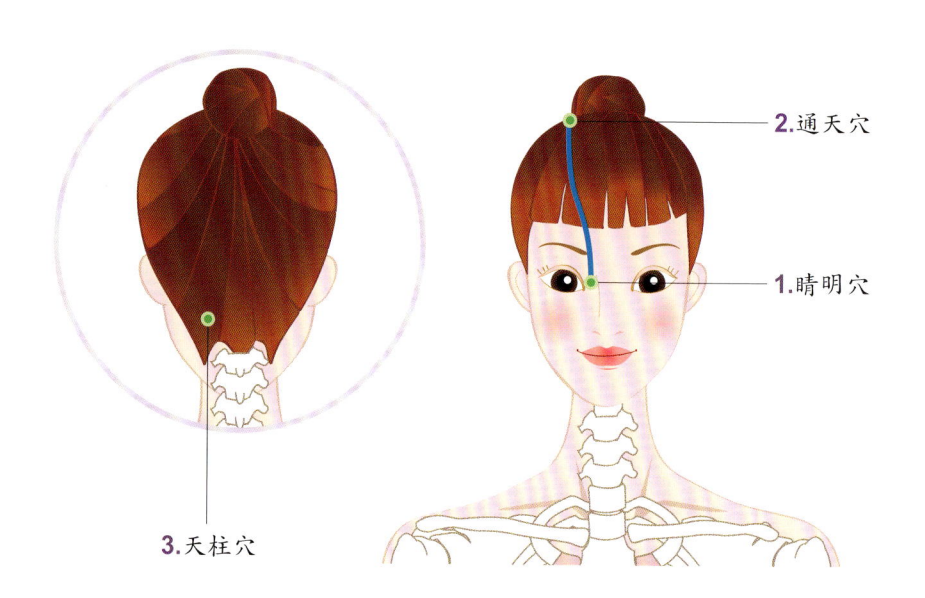

打通足太陽膀胱經 12大重點穴位

以下12大穴位為膀胱經的重要穴位，經常疏通，養生保健事半功倍。

2. 通天穴
1. 睛明穴
3. 天柱穴

1 睛明穴

內側眼角稍上方凹陷處，左右各一，閉上眼，用拇指和食指同時向內、向上方按壓。

➔ 經穴療效

主治近視、夜盲、斜視、視力退化、目眩等眼部疾病，也治鼻塞、過敏性鼻炎、急性腰扭傷、坐骨神經痛、心跳過速。

➔ 這樣通最有效！

消除眼睛疲勞、改善黑眼圈，冷、熱敷交替後，按睛明穴直到感覺痠脹，並順勢輕輕推揉眼眶周圍；增進眼睛健康可多吃胡蘿蔔、洋蔥、決明子、葡萄乾。

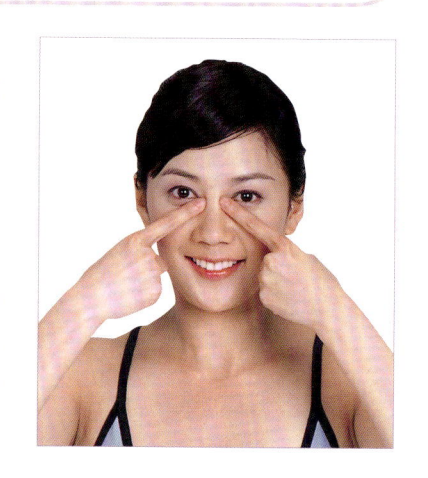

PART 3　人體的14條大經絡

2　通天穴

前額髮際中央往兩側1.5寸（拇指橫寬），再往上3寸（四指橫寬）處，用指腹按壓15秒放開，反覆幾次。

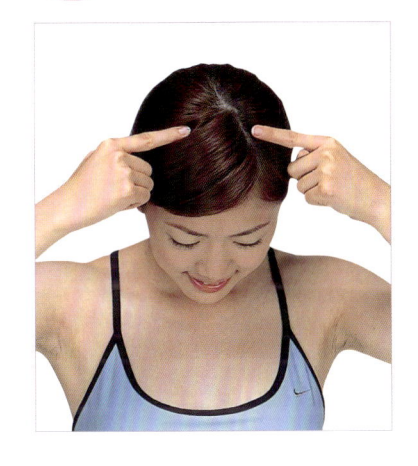

➲ 經穴療效

改善頭重、鼻塞、鼻涕不止，治頭痛、暈眩、鼻部有膿包、三叉神經痛、圓形脫毛症等，應用範圍廣，左右各有一穴。

➲ 這樣通最有效！

鼻子不通、有鼻病，可常搓熱手指，用指腹當梳子（梳子功）從頭中央往後頸推梳。

3　天柱穴

後髮際底部中央往上半寸（半拇指橫寬），往兩旁1寸，雙手拇指同時按住穴位，向上推揉，不可過力。

➲ 經穴療效

緩解肩背腰痛、鼻塞、脖子僵硬，治落枕、暈眩、慢性鼻炎、鼻竇炎、耳鳴、高血壓、腎臟疾病及虛冷症，左右各一。

➲ 這樣通最有效！

增強記憶力，可強按天柱穴，並多吃深海魚、核桃等；美化下巴、頸部線條，可由髮際循經往下推揉。

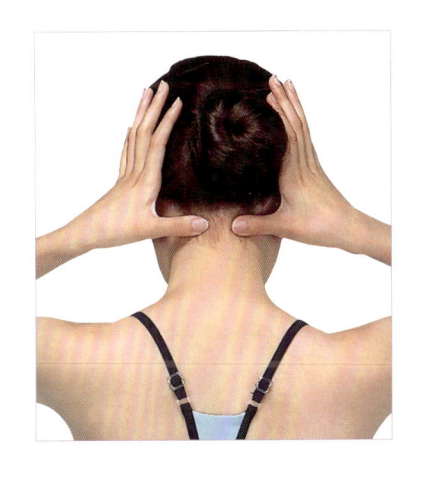

109

打通足太陽膀胱經 12大重點穴位

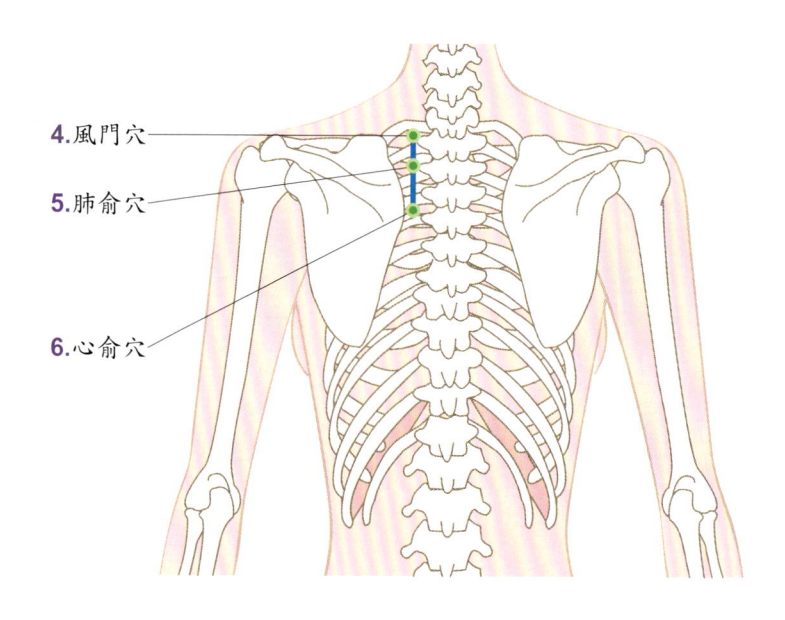

4. 風門穴
5. 肺俞穴
6. 心俞穴

4 風門穴

第2胸椎左右兩旁，約1.5寸（比大拇指稍寬）的地方，用拇指指腹按壓，每15秒後放開，反覆幾次。

◯ 經穴療效

治療初期感冒很有效，改善咳嗽、頭痛、鼻涕不止、鼻塞、發熱、肩頸酸痛、胸背痛、嘔吐、暈眩。

◯ 這樣通最有效！

預防感冒、增強抵抗力，可勤按左右兩邊的風門穴，也有助消除臉部浮腫。

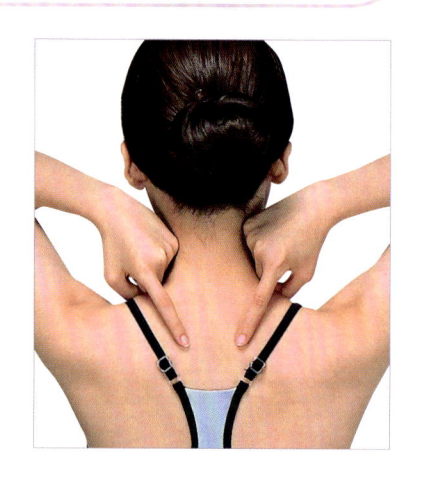

PART 3 人體的14條大經絡

5 肺俞穴

第3胸椎左右兩旁，約1.5寸（比大拇指稍寬）處，用拇指指腹同時按壓，持續20秒後放開，反覆幾次。

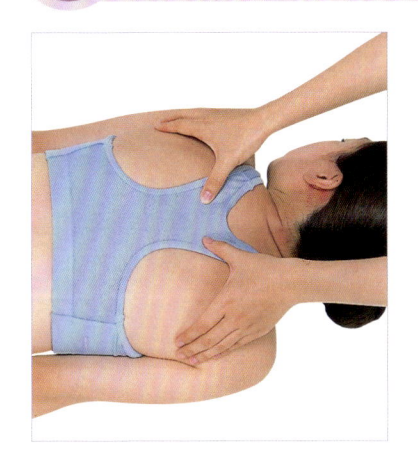

⊃ 經穴療效

治感冒、咳嗽、氣喘等呼吸系統方面的疾病，以及糖尿病、蕁麻疹、盜汗、青春痘、腰酸背痛、虛冷發燒。

⊃ 這樣通最有效！

改善疲勞，可沿脊椎兩側從上往下循經推拿；氣喘可常練氣功，如第八段錦。

6 心俞穴

背部第5胸椎左右兩旁，約1.5寸（比大拇指稍寬）處，用拇指指腹同時按，持續20秒放開，反覆幾次。

⊃ 經穴療效

治療心血管病症與精神疾病的要穴，可治心痛、心悸、胸悶、失眠、心煩、記憶力衰退、盜汗、咳嗽、嘔吐、夢遺、慢性支氣管炎，左右各有一穴。

⊃ 這樣通最有效！

頭暈、消化不良，可沿脊椎兩側邊從上往下循經刮痧，注意不可刮到脊椎；胸悶可練六字訣。

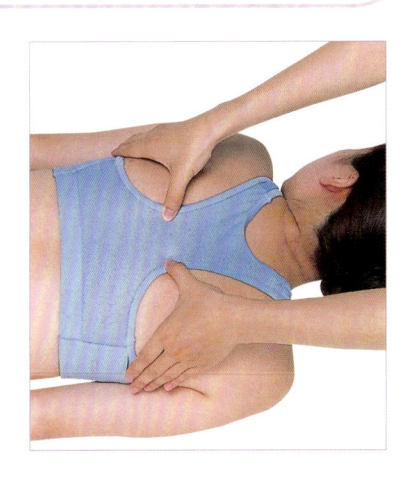

打通足太陽膀胱經 12大重點穴位

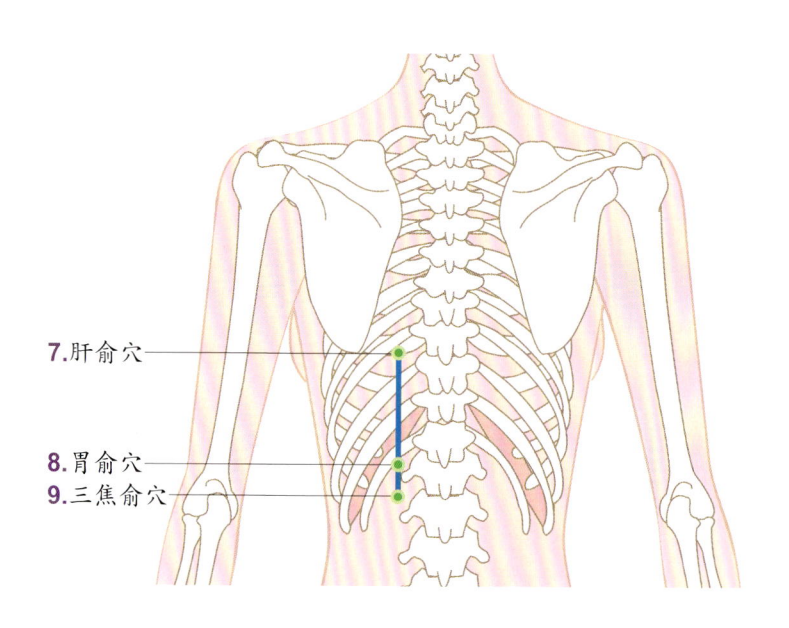

7. 肝俞穴
8. 胃俞穴
9. 三焦俞穴

7 肝俞穴

第9胸椎左右兩旁，約1.5寸（比大拇指稍寬）的地方，用拇指指腹按壓，每15秒後放開，反覆幾次。

● 經穴療效

改善失眠、口乾、肌肉抽筋、食慾不佳、胸痛、胃痛、黃疸、疝氣、脊背痛、暈眩、肝疾，左右各有一穴。

● 這樣通最有效！

減緩眼部肌肉鬆弛與肌膚老化，可常推揉肝俞穴上下；痰多時可用指節按壓；背痛時可練瑜伽中的貓式，疏通背部膀胱經各俞穴，強化背部。

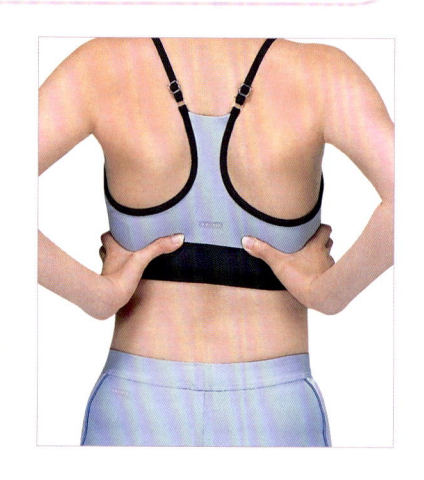

PART 3　人體的14條大經絡

8 胃俞穴

第12胸椎左右兩旁，約1.5寸（比大拇指稍寬）處，用拇指指腹同時按壓，持續20秒後放開，反覆幾次。

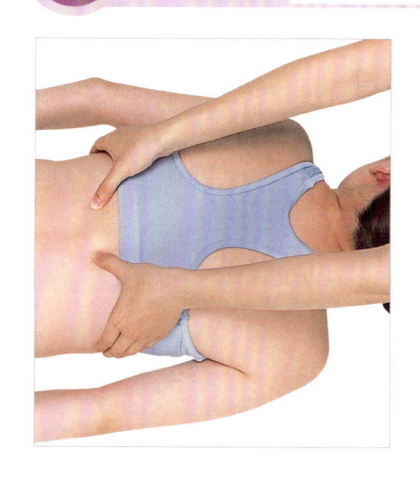

⊙ 經穴療效

改善消化不良、嘔吐、腹脹、翻胃、腸鳴、胃下垂、十二指腸胃潰瘍、胸肋疼痛，治糖尿病、口角炎、幼兒吐奶、肝炎、焦躁，左右各有一穴。

⊙ 這樣通最有效！

提振食慾可用指節按壓並上下推揉，並搭配柚子、茴香等可刺激食慾的香料。

9 三焦俞穴

腰部第1腰椎左右兩旁，約1.5寸處，雙手叉腰，用拇指指腹同時按20秒後放開，反覆幾次。

⊙ 經穴療效

治腹瀉、消化不良、腸鳴、腹脹等消化系統疾病，也可治腰酸背痛、四肢腫脹、嘔吐、小便不利，左右各一，是治糖尿病的要穴之一。

⊙ 這樣通最有效！

減輕疲勞、臉部浮腫，針灸此穴；常推揉此穴有助瘦腰；強化胃及腎機能、改善腰酸背痛，可常練駱駝變化式。

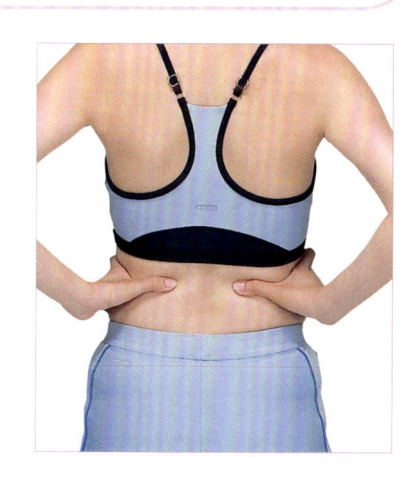

打通**足太陽膀胱經** 12大重點穴位

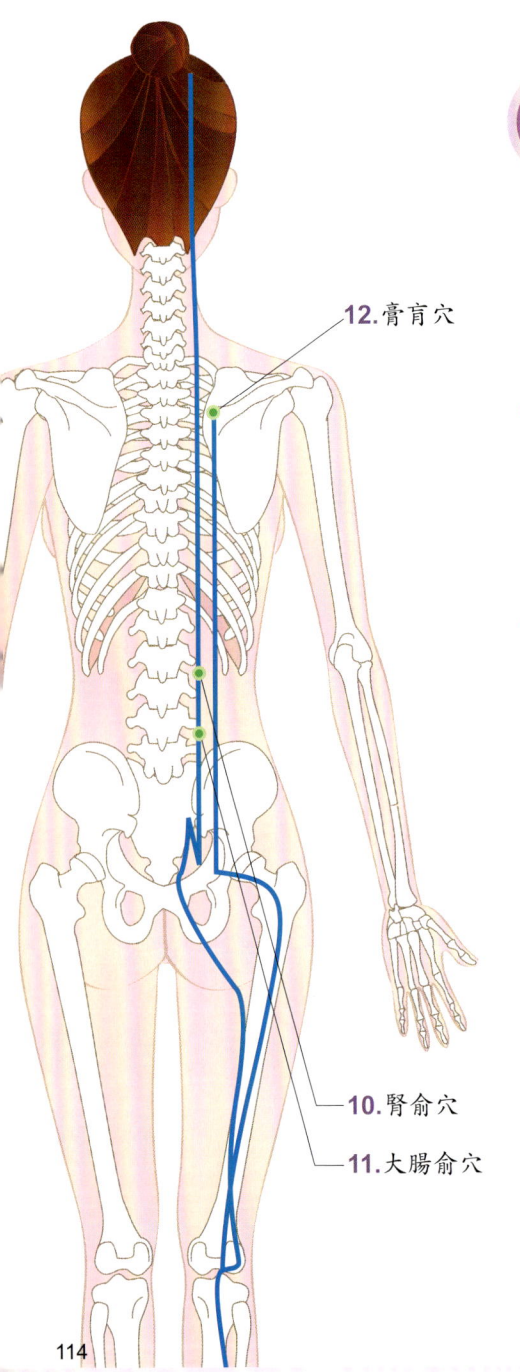

12. 膏肓穴

10. 腎俞穴

11. 大腸俞穴

10 腎俞穴

腰部第2腰椎左右兩旁，約1.5寸（比大拇指稍寬）處，高度約是肋骨最下方，左右各一。用拇指指尖同時按壓，持續20秒後放開，反覆幾次。

➔ 經穴療效

改善腰痛、腰膝痠痛、下肢無力、耳鳴，治月經不調、經痛、白帶異常、不孕、遺尿、遺精、陽萎等生殖系統方面的疾病。

➔ 這樣通最有效！

瘦腰、瘦腿，可常推揉腎俞穴，還可改善氣色與膚質；消除水腫、疲勞，用針灸貼片貼此穴。

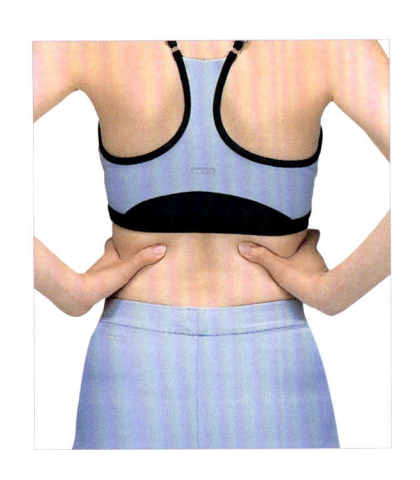

PART 3　人體的14條大經絡

11 大腸俞穴

第4腰椎左右兩旁，約1.5寸（比大拇指稍寬）的地方，用拇指指腹同時按壓，並做圈狀按摩。

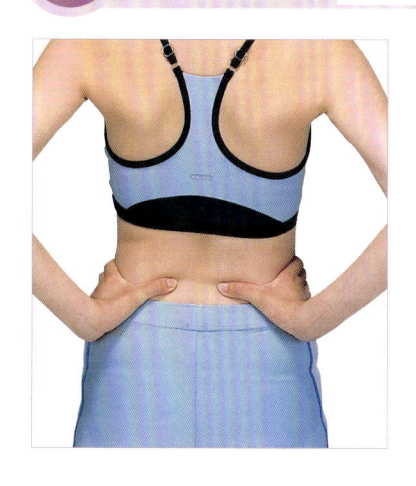

➔ 經穴療效

治腰腿痛、腰部扭傷、腹脹、腹痛、腸鳴、腹瀉、便祕、痔瘡、背部僵硬、男性早洩、坐骨神經痛。

➔ 這樣通最有效！

提高代謝、讓氣色更好，可以常推揉左右兩邊的大腸俞穴，多吃具抗氧化成分的蔬菜水果。

12 膏肓穴

肩胛骨下方，第4、5肋骨之間與第4胸椎左右兩旁3寸交會處，用拇指指腹按20秒後放開，反覆幾次。

➔ 經穴療效

促進全身血液循環，改善咳嗽、氣喘、腰酸背痛、肩頸酸痛、心悸、胸悶、身體虛弱疲勞、盜汗、健忘、遺精、痰多，左右各有一穴。

➔ 這樣通最有效！

預防各種慢性病，常推揉膏肓穴；美化背部線條、去除多餘脂肪，可用小球放背後輔助，上班坐著時也能按。

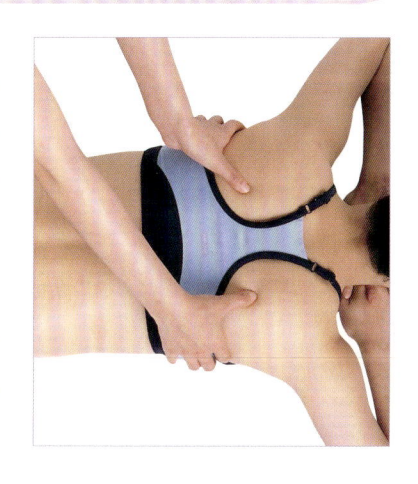

足少陰腎經

——：實線為體表路線。
----：虛線為體內路線。
⇒：淡藍色箭頭 表示體表路線走向。
⇒：鵝黃色箭頭 表示體內路線走向。

穴位：
俞府、彧中、神藏、靈墟、步廊、神封、幽門、腹通谷、陰都、石關、商曲、肓俞、中注、四滿、氣穴、大赫、橫骨

陰谷
築賓
交信 復溜
太谿 大鐘 水泉
照海 湧泉
然谷

- 主掌臟腑：腎。
- 主治概要：足底、婦科、內分泌、泌尿、生殖及呼吸系統方面的疾病。

116

PART 3　人體的14條大經絡

血氣運行路線

沿路有27個穴道，從腳小趾下方開始，經過腳掌心的湧泉穴，往上沿腿內側到會陰分成2路，體表線沿肚臍往上到鎖骨的俞府穴，體內線通過腎臟與體表線在俞府穴會合，續往上通過咽喉到舌頭，體內線另有一支脈通過肺往心臟，連接手厥陰心包經。

足少陰腎經的功效

簡稱「腎經」，臨床上常用來治療婦女病、足趾痛、咳嗽、氣喘、下腹痛、月經失調、便祕、消化不良、糖尿病、足關節障礙、神經衰弱。

腎經負責調節腎及生殖功能，與膀胱經互為表裡，對人體老化的提早或延緩影響很大。中醫認為腎主納氣，為水火之臟，如果腎經沿線部位不適，如腰痛、喉嚨疼痛、水腫、便祕、腹瀉，可能是腎經的問題。

疏通法大搜查

善用針灸、按摩、拍打、氣功、瑜伽等，能刺激腎經各穴，發揮保健功能。例如順著腎經走向拍打，對遺精、月經不調、腰痛有療效；或是瑜伽中有些可強化大腿內側的招式，如手碰腳式、頭膝式、勇士變化式，其中頭膝式還能刺激肝臟、腎臟，提升內臟功能。此外，常練氣功或利用搓熱手掌推壓胸腹，也有助養生抗老，如舉手用左掌從左胸經肓俞穴往右肚斜向推壓，右掌從右胸到左肚，可疏胸理氣。

注意事項

1. 身體不舒服時，按壓湧泉穴會有痛感。
2. 針刺時需要注意，避免誤刺造成氣胸的穴道，包括：俞府、或中、神藏、靈墟、神封、步廊。

打通足少陰腎經 9大重點穴位

以下9大穴位為腎經的重要穴位，經常疏通，養生保健事半功倍。

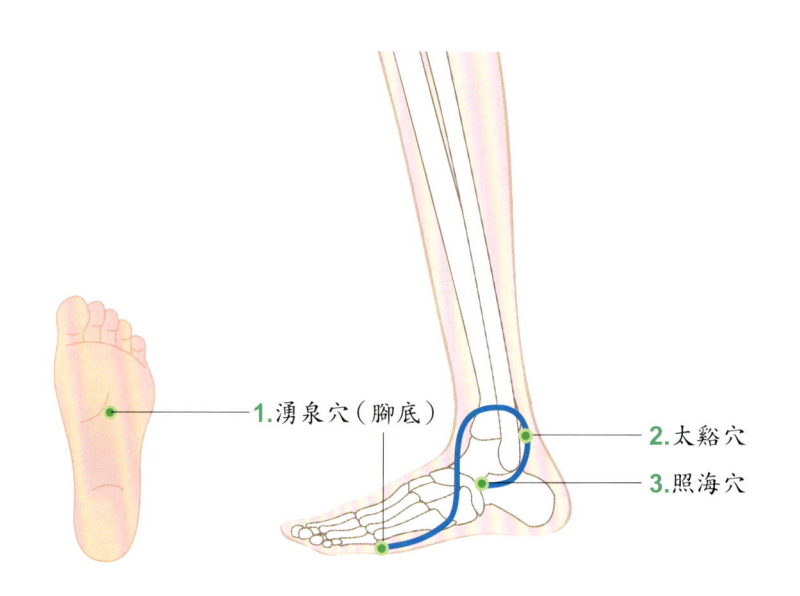

1. 湧泉穴（腳底）
2. 太谿穴
3. 照海穴

1 湧泉穴

腳底肌肉形成「人」字紋的交叉部分，左右各一，用大拇指指腹向下按壓，每15秒後放開，反覆幾次。

○ 經穴療效

可強身、降血壓、急救，治頭痛、頭暈、失眠、心悸、腰酸、月經失調、嘔吐、半身麻痺、中暑，應用範圍廣。

○ 這樣通最有效！

讓毛髮富光澤、白髮變黑，多按湧泉穴；防止老化腳底可常滾保特瓶或木球；夜間臉部發燙，可多吃梨、葡萄、山藥、百合根等補陰食材。

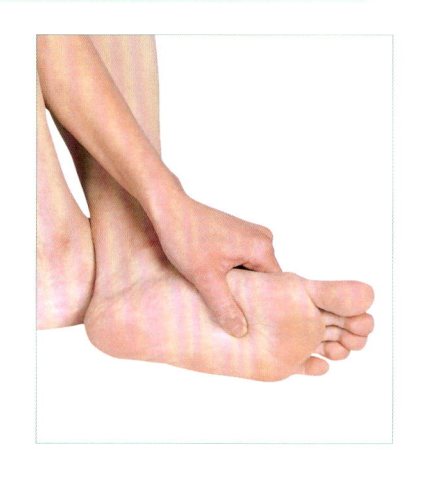

PART 3　人體的14條大經絡

2 太谿穴

內腳踝骨突出正後方，按壓時會感疼痛，左右各一，用拇指指腹向下按壓，每15秒後放開，反覆幾次。

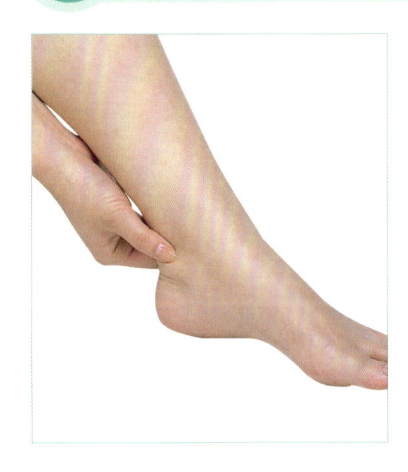

➲ 經穴療效

滋陰降火，改善暈眩、耳鳴、中耳炎、氣喘、咳嗽、咽喉腫痛、支氣管炎、小腿抽筋、腰脊痛、膀胱炎、月經不調、蕁麻疹、濕疹、黑斑、內踝腫痛。

➲ 這樣通最有效！

腳踝酸痛、浮腫可熱灸或用吹風機於太谿穴；失眠、心神不寧，可推揉太谿穴，搭配用具鎮靜作用的薰香。

3 照海穴

內腳踝骨突出處，往下1寸（拇指橫寬）凹陷的地方，左右各一，用食指指腹按15秒後放開，反覆幾次。

➲ 經穴療效

減輕生理期造成的焦躁、易怒，改善失眠、嗜睡、痛經、喉嚨腫痛、過敏體質，治足部關節炎、腰痛、帶下、月經不順、疝氣、頻尿、便祕。

➲ 這樣通最有效！

舒緩生理痛，可按壓照海穴，並做瑜伽中的頭膝式，同時強化骨盆周圍的血液循環及提高大腿內側的柔軟度，活絡腎經。

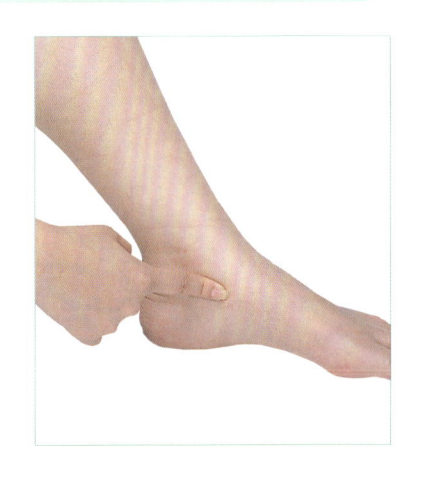

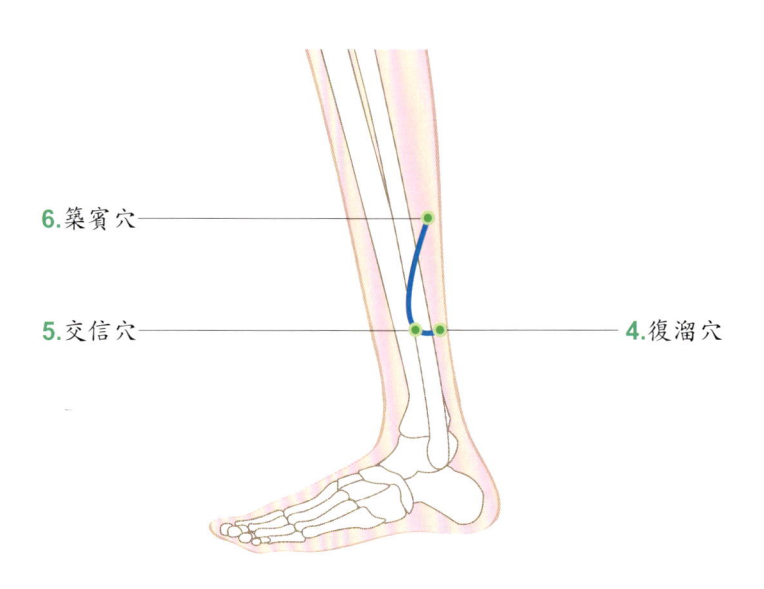

打通 足少陰腎經 9大重點穴位

6. 築賓穴
5. 交信穴
4. 復溜穴

4 復溜穴

內腳踝處，太谿穴往上2寸（三指橫寬）處，左右各一，用大拇指指腹向下按壓15秒，並做圈狀按摩。

➡ **經穴療效**

改善水腫、盜汗、體熱無汗、口乾舌燥、腹瀉、腸鳴、下肢腫脹、中耳炎、腰脊酸痛僵硬，治經痛、不孕、婦女病。

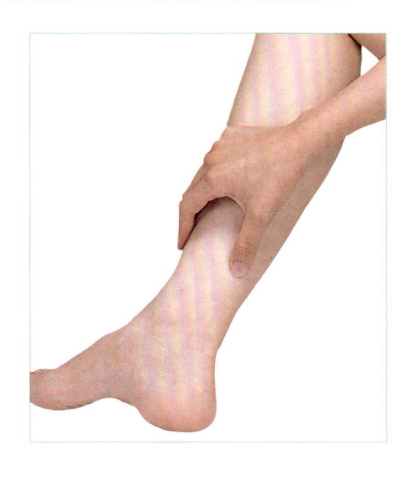

➡ **這樣通最有效！**

體質虛冷可用針灸貼片貼復溜穴，或勤練瑜伽的光澤變化式、八段錦中的第八段錦。

PART 3　人體的14條大經絡

5 交信穴

內腳踝骨頭突出部分往上2寸（三指橫寬）處，左右各一，用食指指腹按15秒後放開，反覆幾次。

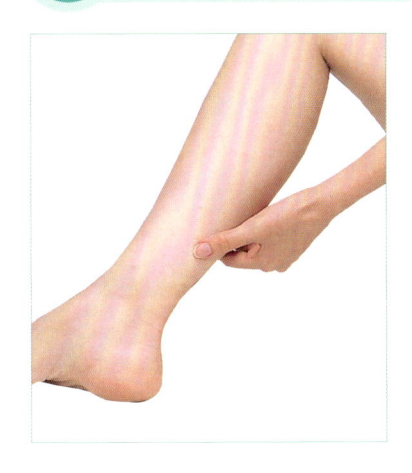

➲ 經穴療效

生理不順常用穴，可改善月經不調、閉經、崩漏、睪丸腫痛、子宮脫垂、腹瀉、便祕、盜汗、腰部酸痛、下肢疼痛。

➲ 這樣通最有效！

體質虛冷可以常搓揉交信穴上下；下肢酸痛時也可從交信穴循經絡往小腿、大腿方向推揉。

6 築賓穴

找內腳踝中心往小腿方向5寸（七指橫寬）處，再往腳後邊1寸處，用指腹按15秒後放開，反覆幾次。

➲ 經穴療效

舒緩疲勞、小腿內側疼痛，改善疝氣、小兒胎毒、暈車、嘔吐、失眠、意識不清、宿醉、頭痛、腰痛、膝蓋疼痛，左右各一。

➲ 這樣通最有效！

預防青春痘、粉刺，可用手刀由內腳踝處往築賓穴、小腿方向輕拍，並吃綠豆、苦瓜、蓮子、藕片。

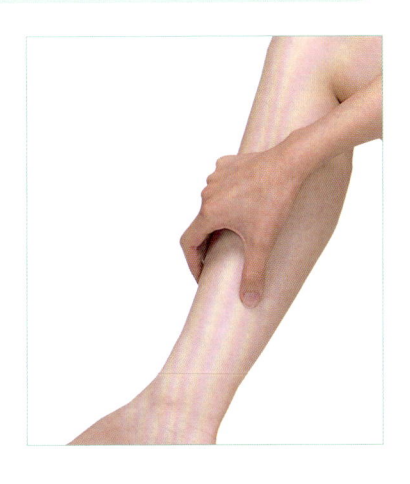

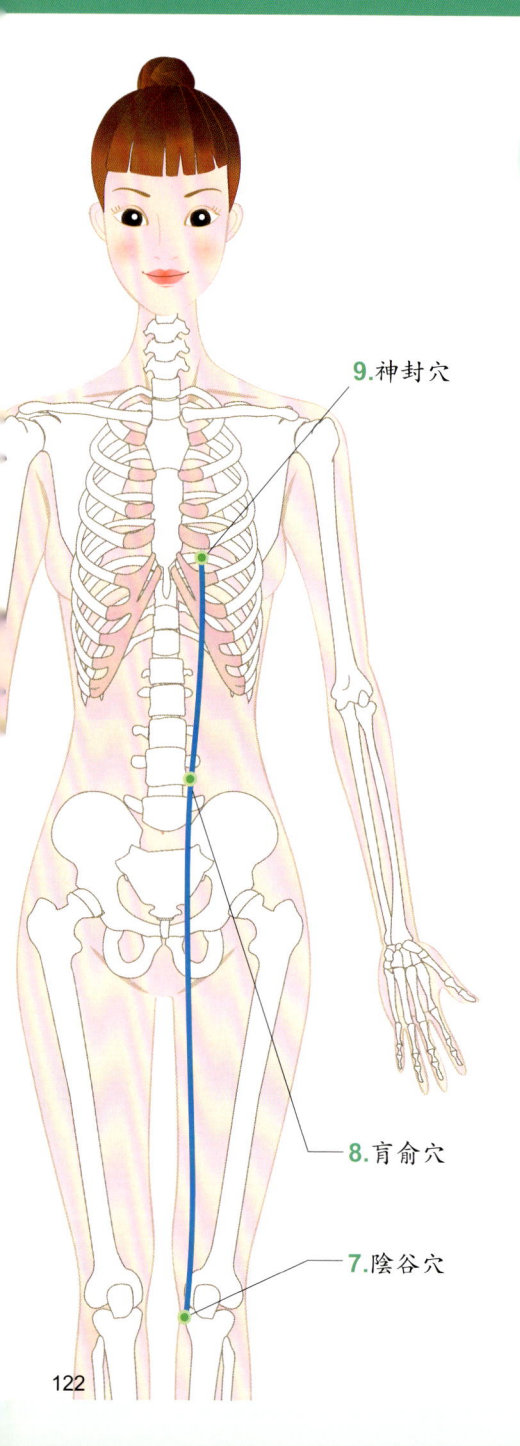

打通足少陰腎經 9大重點穴位

9.神封穴

8.肓俞穴

7.陰谷穴

7 陰谷穴

微屈膝，膝蓋內側橫紋的最前端（靠大拇趾側）凹陷處，左右各一，用食指指節按15秒後放開，反覆幾次。

➔ 經穴療效
改善小便困難、白帶過多、下腹脹痛、月經過多、月經不順，治風濕、膝關節炎、陽痿、疝氣、腎臟功能不佳、多汗症、膝腿內側痛。

➔ 這樣通最有效！
改善消化不良、易焦慮，可勤練瑜伽中的手碰腳式，強化大腿肌肉，刺激肝臟、腎臟、腎經諸穴。

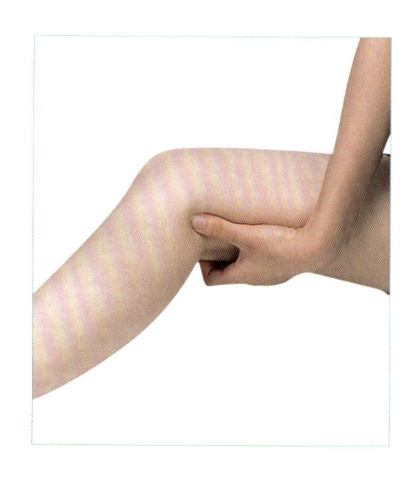

PART 3　人體的14條大經絡

8 肓俞穴

肚臍左右兩側半寸（拇指橫寬的一半）處，左右各一，用食指指腹按20秒後放開，反覆幾次。

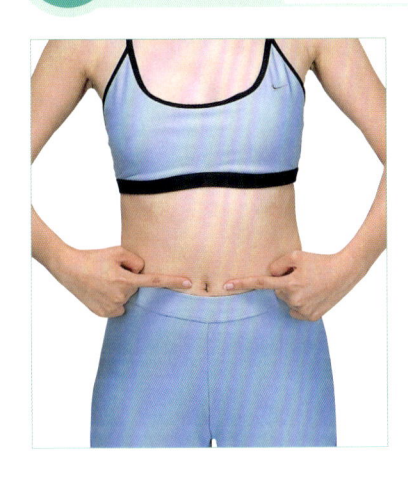

➡ 經穴療效

治腹痛、腹瀉便祕、月經不調、疝氣、青春痘、糖尿病、胃或十二指腸潰瘍、心臟病、不孕、姿勢不良所致腰扭傷。

➡ 這樣通最有效！

容易疲倦，經常壓按肓俞穴可提神；不孕、常牙齦出血，可搓熱手掌後，用左掌從左胸經肓俞穴往右肚斜向推壓，右邊同理，可疏胸理氣。

9 神封穴

雙側乳頭連線中點，往外側2寸（三指橫寬）處，左右各一，用食指指腹向下按15秒後放開，反覆幾次。

➡ 經穴療效

緩解因狹心症引起的胸悶、呼吸困難、噁心、嘔吐、頭痛、咳嗽，治氣喘、心臟病、乳腺炎。

➡ 這樣通最有效！

常感呼吸不暢，可勤練氣功、太極、八段錦或六字訣養生運動。

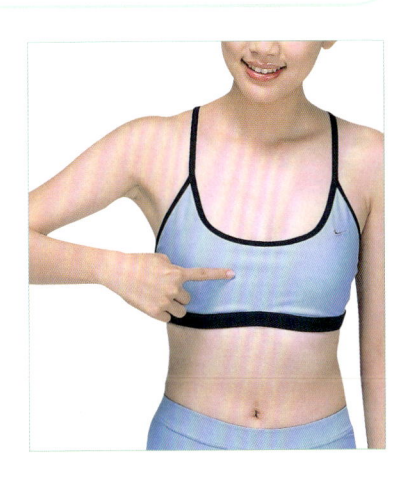

手厥陰心包經

- ──：實線為體表路線。
- ---：虛線為體內路線。
- →：淡藍色箭頭 表示體表路線走向。
- →：鵝黃色箭頭 表示體內路線走向。

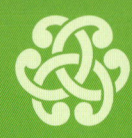

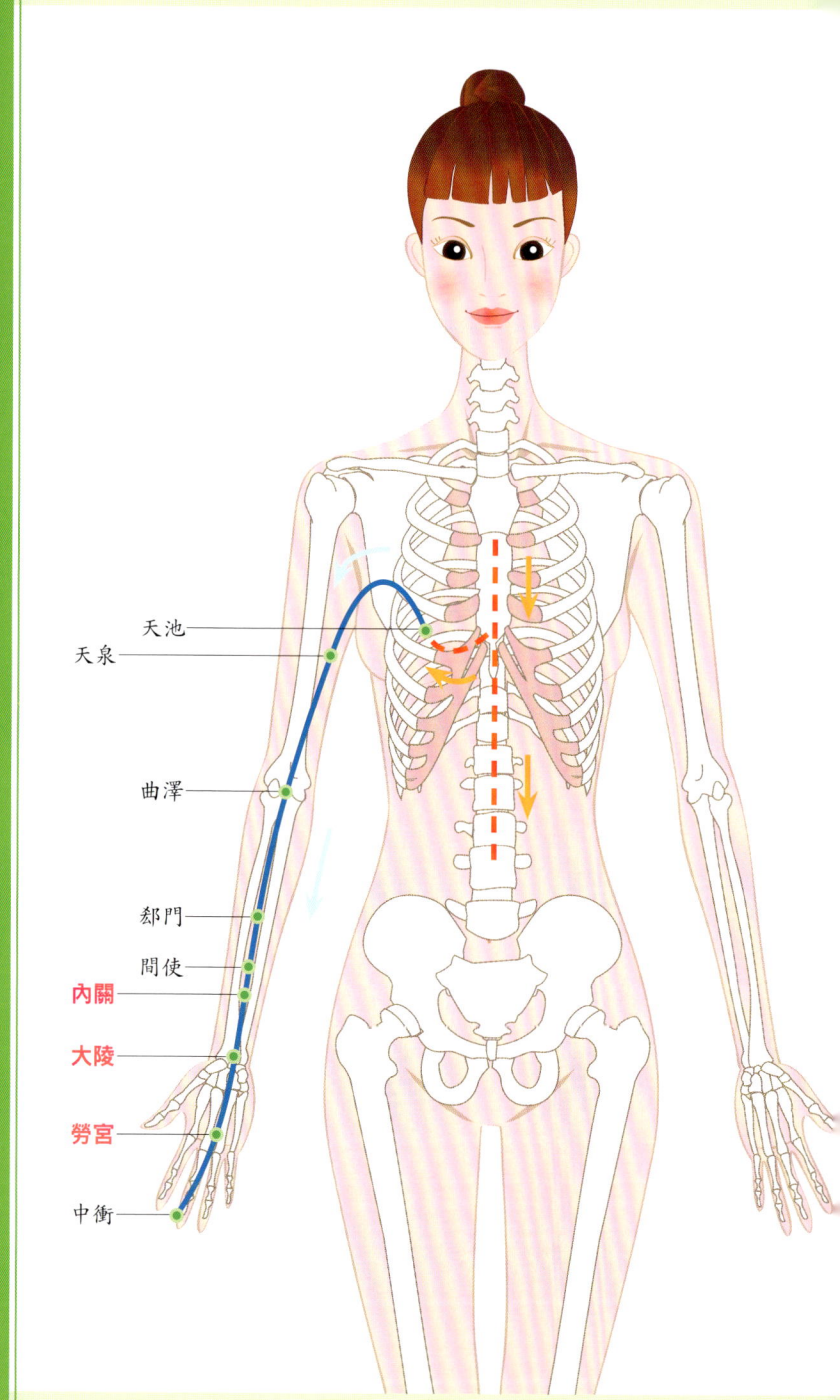

● 主掌臟腑：心包。
● 主治概要：心血管疾病，胸部及手臂疾病，消化系統、神經系統疾病。

天池
天泉
曲澤
郄門
間使
內關
大陵
勞宮
中衝

血氣運行路線

沿路有9個穴位，從胸部出發，一路經過腹部往下到肚臍，一路從乳房外側的天池穴出體表，經手臂內側，通過手腕內部止於手中指的中衝穴。在手指根部另有一條小支脈走到無名指，與手少陽三焦經相接。

手厥陰心包經的功效

簡稱「心包經」，臨床上常用來治療心痛、心悸、胸痛、心律不整、心臟病、失眠、盜汗、歇斯底里、胃痛、手關節障礙。心包經失調時，心血功能就容易失去平衡，當腋部腫脹、手肘手臂痙攣抽痛時，可能代表心包經有狀況。

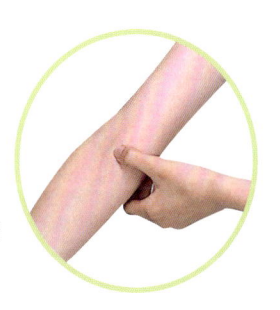

疏通法大搜查

當人焦慮或不安時，心包經很容易出現反應，此時可用手規律拍打心包經，對心悸、精神不穩、胃痛的療效不錯；如果是壓力、緊張使體內氣滯不順，連帶影響膀胱氣流循環變差，也可能會有殘尿感，除了放鬆心情外，可吃芹菜、陳皮、西洋芹等理氣食物，並加強刺激心包經上的間使穴。

要瘦手臂、美化胸型，也可以藉由四指併攏從雲門穴、經內關穴往手指方向拍打，達到促進氣血循環的目的。此外按摩、甩手功、太極、瑜伽、毛巾操、伸展操等，甚至洗澡時用沐浴刷刷手臂內側，也都能刺激心包經循線上手臂、胸廓的穴位，活絡心包經。平常應該熟記穴位，隨時進行心包經養生。

注意事項

1. 網球肘針刺曲澤穴可緩解。
2. 針刺中指尖端的中衝穴，可用在昏迷時急救。

打通 手厥陰心包經 3大重點穴位

以下3大穴位為心包經的重要穴位，經常疏通，養生保健事半功倍。

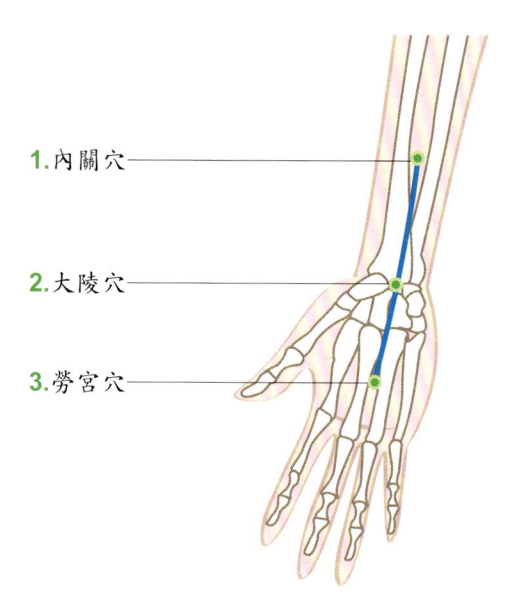

1. 內關穴
2. 大陵穴
3. 勞宮穴

1 內關穴

手肘上彎，腕關節中的兩筋之間、距腕橫紋2寸（三指橫寬）處。用食指指腹按15秒放開，反覆幾次。

◯ 經穴療效

改善心痛、心悸、胃痛、嘔吐、暈眩、失眠、偏頭痛、頸部酸痛、感冒、女性生理疾病、手痛、手麻，左右手各有一穴。

◯ 這樣通最有效！

心絞痛時，以中指指腹稍用重力按內關穴及膻中穴減輕痛感；豐胸、促進血液循環，可四指併攏從雲門穴、經內關穴往手指方向拍，力道由輕到重。

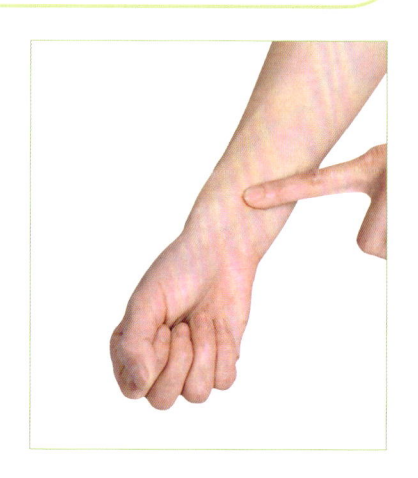

126

PART 3　人體的14條大經絡

2 大陵穴

手肘上彎，腕關節中有兩條明顯的筋，在腕橫紋上、兩筋之間，用拇指指腹按15秒後，左右移動、刺激。

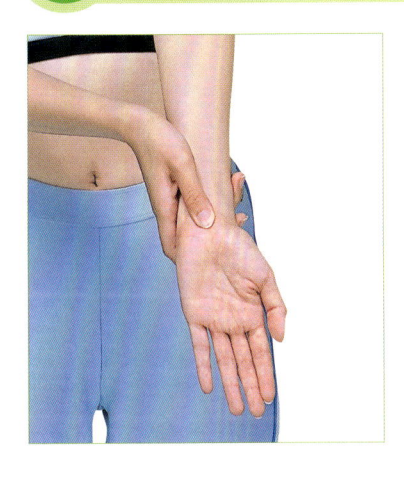

➔ 經穴療效

改善心悸、口臭、煩躁，治手臂或手腕酸痛、胸悶心痛、胃痛、嘔吐、喉嚨痛、半身不遂，左右各有一穴。

➔ 這樣通最有效！

預防感冒可常按此穴，或從肩膀推搓到手指；消手臂脂肪，可用米粒按此穴。煩躁可從乳房外側沿心包經走向拍打，用玫瑰、茉莉芳香泡澡，也有益寧神。

3 勞宮穴

掌心向上，輕握空拳，中指與無名指中間即是，左右各一，用拇指指腹按壓，每20秒後放開，反覆幾次。

➔ 經穴療效

為急救要穴之一，可提神醒腦，改善心痛、胸脅痛、口臭、胃痛，治中暑、昏迷、手掌多汗、嘔吐、嘴破（鵝口瘡）。

➔ 這樣通最有效！

血壓偏低時，可強力用指腹按勞宮穴、少海穴30秒；噁心嘔吐時，雙手食指同時按揉此穴可緩解。

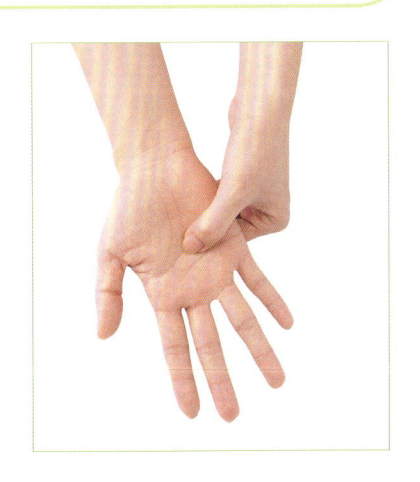

127

手少陽三焦經

──：實線為體表路線。　⇨：淡藍色箭頭 表示體表路線走向。
╌╌：虛線為體內路線。　⇨：鵝黃色箭頭 表示體內路線走向。

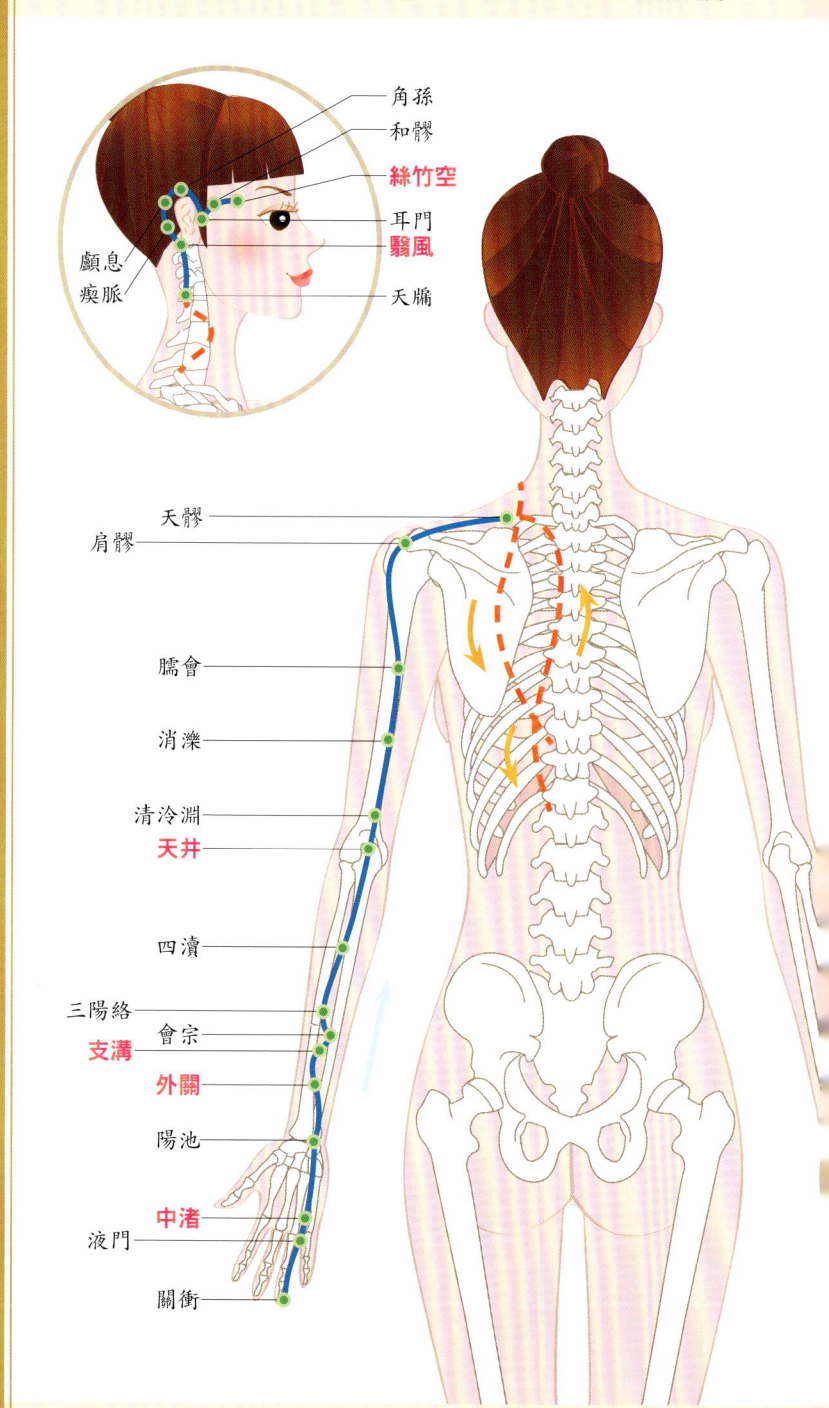

● 主掌臟腑：三焦。
● 主治概要：眼、耳、顏面、喉嚨、肩關節、側頭部疾病。

角孫
和髎
絲竹空
耳門
翳風
顱息
瘈脈
天牖

天髎
肩髎
臑會
消濼
清冷淵
天井
四瀆
三陽絡
支溝
會宗
外關
陽池
中渚
液門
關衝

128

PART 3　人體的14條大經絡

血氣運行路線

沿路有23個穴道,從無名指的關衝穴,經手臂外側從鎖骨進入體內,在心包分支,一條往下到三焦,一條往上從鎖骨出體表,繞耳後往眉梢,止於外側的絲竹空穴。另有一條從太陽穴分出,到眼角連結足少陽膽經。

手少陽三焦經的功效

簡稱「三焦經」,臨床上常用來治療偏頭痛、頭痛、眼疾、耳鳴、頸部僵硬、手關節障礙、喉嚨痛、肘部外側疼痛、腹脹等。

三焦經與心包經成對,負責防衛全身、確保內臟所需能量與水分充足,如果三焦經失調,可能會有腹脹、水腫、遺尿、耳後疼痛、聽力減退、喉痛等症。

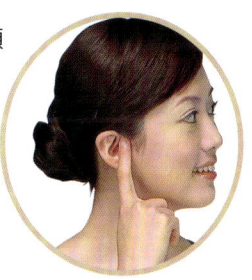

疏通法大搜查

三焦與各臟腑的調和有很大關係,平時常做簡易的養生功,有助強化三焦經,例如根據三焦經的走法,由肩膀往手指方向推搓,再反向上推,來回推搓,有理氣、和胃、散寒的功效。拍打三焦經,對偏頭痛、肘臂痛有療效,也能緊實手臂;擊(鳴)天鼓有助耳聰目明、頭腦清醒不健忘。

此外,瑜伽中的拜月式及甩手功、八段錦,能預防肩頸僵硬、胸悶;從手腕往外關穴刮痧,能瘦手臂;壓力大的人除了上述養生法之外,飲食上可多吃蘿蔔、香蕉、橘子等通便食物來改善。

注意事項

1. 練養生功法中的擊(鳴)天鼓時,耳朵一定要蓋緊。
2. 關衝穴為急救要穴之一,中風昏迷、牙關緊閉,可以同時針刺此穴與肩井穴。

打通**手少陽三焦經** 6大重點穴位

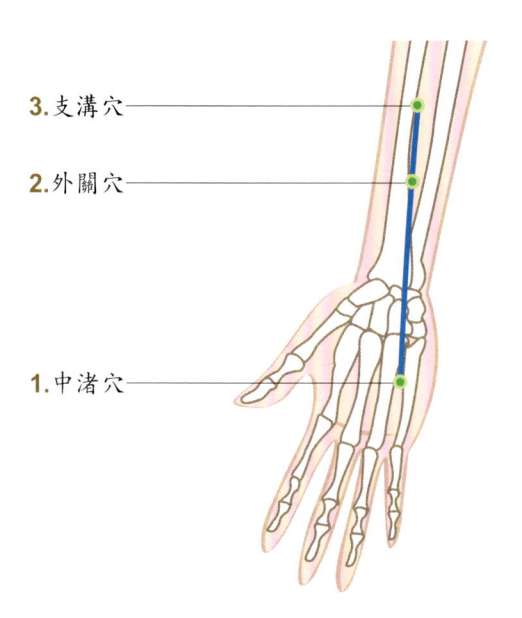

以下6大穴位為三焦經的重要穴位，經常疏通，養生保健事半功倍。

3. 支溝穴
2. 外關穴
1. 中渚穴

1 中渚穴

手背第4、5掌骨間，在掌指關節下方1寸（拇指橫寬）的凹陷處，用食指指腹往手腕方向按，反覆幾次。

➔ 經穴療效

治眼睛紅腫、頭痛、暈眩、耳疾、手背腫痛、肩背肘臂酸痛、手指不能屈伸、坐骨神經痛，左右手各有一穴。

➔ 這樣通最有效！

容易頭昏頭暈，可由肩膀往手指方向推搓，再反向上推，有助強化三焦經。

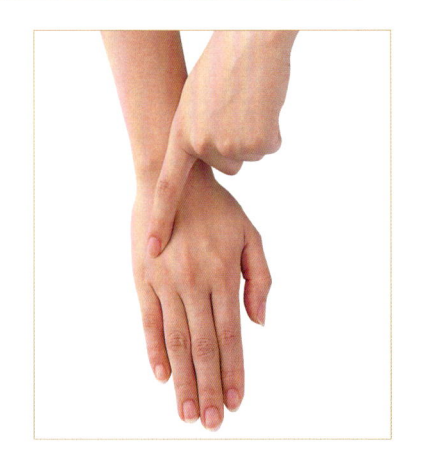

PART 3　人體的14條大經絡

2 外關穴

位於手背、腕關節中央往手肘方向2寸處，左右各一，用拇指指腹按壓，每15秒後放開，反覆幾次。

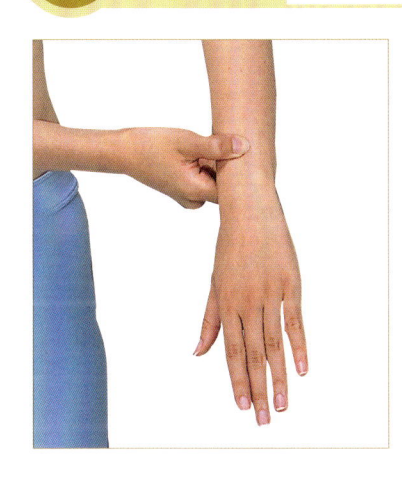

⇒ 經穴療效

改善偏頭痛、臉頰痛、耳鳴、眼睛腫痛、手指疼痛、肩背疼痛，治療落枕、上肢關節痛、肘臂伸屈不利、腦中風、手腳麻痺。

⇒ 這樣通最有效！

放鬆肩膀、緩解酸痛，先用熱毛巾熱敷再按揉外關穴；緊實手臂可從手腕往肘方向沿經刮痧，不可強求出痧。

3 支溝穴

前臂尺骨與橈骨正中間，距離腕橫紋3寸（四指橫寬）處，用食指指腹按15秒後放開，反覆幾次。

⇒ 經穴療效

改善便祕、耳鳴、胸脅疼痛、手臂肩背痠痛、指頭酸麻，治腹脹、小便困難、嘔吐，左右手各有一穴。

⇒ 這樣通最有效！

便祕、腹部鼓脹不舒服，用稍重力道按揉支溝穴，攝取蘿蔔、香蕉、橘子等通便食物；預防肩頸僵硬、胸悶，可常練甩手功、氣功。

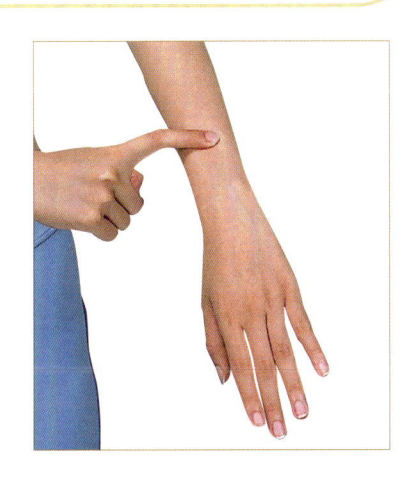

打通手少陽三焦經 6大重點穴位

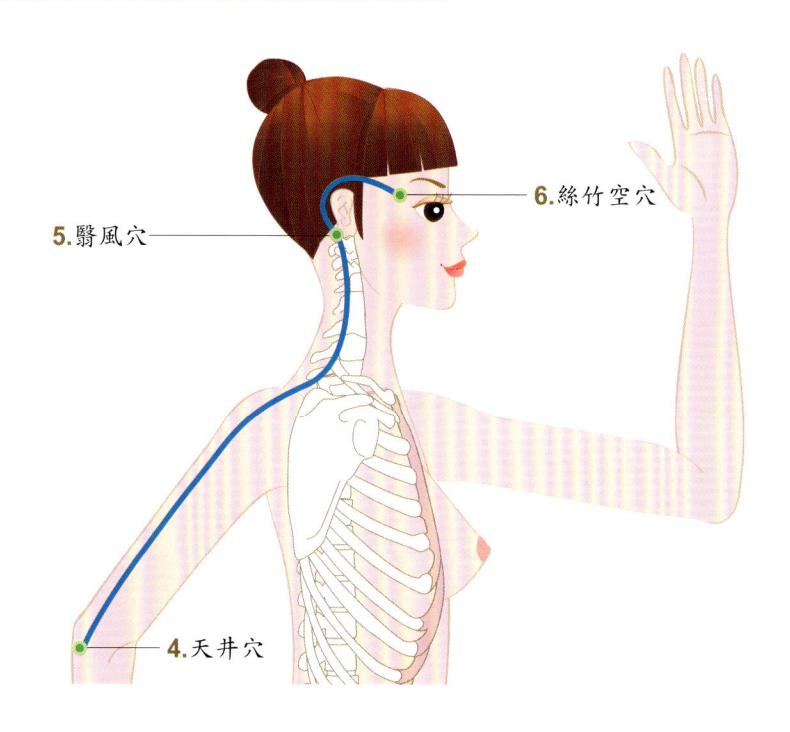

5.翳風穴
6.絲竹空穴
4.天井穴

4 天井穴

彎曲手肘,找手肘關節上方1寸(拇指橫寬)靠肩側,左右各一,食指指腹按15秒,並做圈狀按摩。

➡ 經穴療效

治肩臂酸痛、頸部疼痛、五十肩、關節炎,改善喉嚨痛、鼻塞、咳嗽、頭痛、抽筋、重聽、胸悶。

➡ 這樣通最有效!

貧血、偏頭痛,從手指順三焦經方向往上拍打;預防肩頸僵硬,可多練甩手功、氣功、太極。

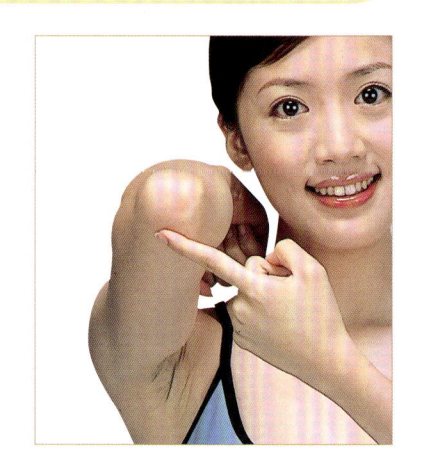

PART 3　人體的14條大經絡

5　翳風穴

耳垂後方突出骨骼前的小凹陷處，左右各一，用食指指腹按15秒後放開，反覆幾次。

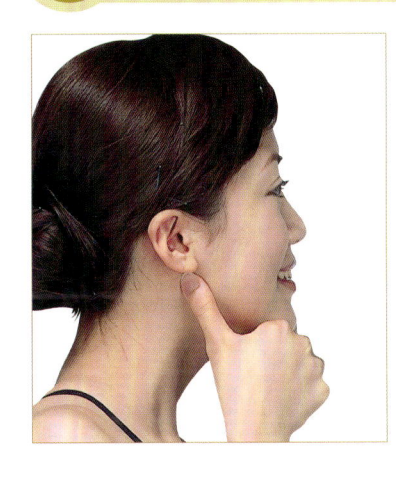

◎ 經穴療效
治重聽、耳鳴、牙痛、牙關緊閉、暈眩、三叉神經痛、臉部麻痺、臉頰紅腫，改善頸部、肩膀酸痛。

◎ 這樣通最有效！
預防中耳炎、記憶力衰退，可練氣功；吹風受寒，手掌搓熱後揉耳朵四周可緩解頭痛。精神不濟、瞌睡，按揉耳門穴並順勢搓揉耳朵四周至此穴，能提神。

6　絲竹空穴

手按眉毛尾端，上下挑動時外側凹陷處，左右各一，用無名指指腹按15秒後放開，反覆幾次。

◎ 經穴療效
具有明目止痛的功效，改善暈眩、偏頭痛、眼睛腫痛、睫毛倒插、牙齒疼痛、眼部疲勞、眼睛充血。

◎ 這樣通最有效！
預防眼袋、消除臉部浮腫，可定點按揉絲竹空穴；減緩眼睛疲勞，可閉眼以手指為梳，輕輕從兩眼中央梳到絲竹空穴。

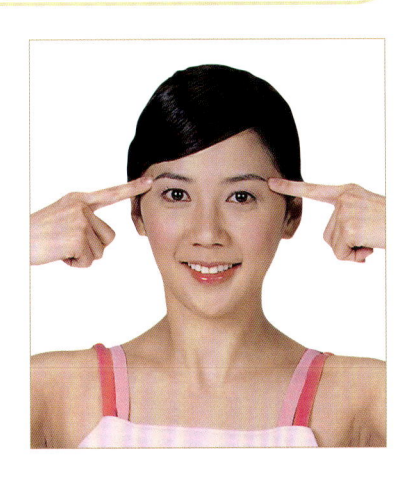

133

足少陽膽經

——：實線為體表路線。
- - -：虛線為體內路線。
→ ：淡藍色箭頭 表示體表路線走向。
→ ：鵝黃色箭頭 表示體內路線走向。

- 主掌臟腑：膽。
- 主治概要：頭側、眼、耳、咽喉、肝膽等部位的病症。

穴位：
懸顱、正營、目窗、頷厭、懸釐、承靈、頭臨泣、本神、陽白、率谷、曲鬢、上關、天衝、瞳子髎、腦空、聽會、浮白、完骨、頭竅陰、肩井、風池、淵腋、輒筋、日月、京門、帶脈、五樞、居髎、維道、環跳、風市、中瀆、膝陽關、陽陵泉、陽交、外丘、地五會、俠谿、足竅陰、光明、陽輔、懸鐘、丘墟、足臨泣

134

血氣運行路線

沿路有44個穴道，從眼睛外側的瞳子髎，繞行頭側經耳後、頸，往下分成體內、體表2路，經過肝、膽，合於大腿根部，沿腿部外側下行，止於第四趾外側，另有一路從腳拇趾連接足厥陰肝經。

足少陽膽經的功效

簡稱「膽經」，臨床上常用來治療頭痛、耳鳴、暈眩、三叉神經痛、婦人病、四肢麻痺、半身不遂、精神疾病、失眠等，治療範圍廣。

膽經負責調節膽功能，與肝經關係密切，肝膽通暢，代謝能力好，就不容易高血脂、高血糖，如果膽經失調，可能會有口苦口臭、消化不良、易倦、下肢外側部疼痛等問題。

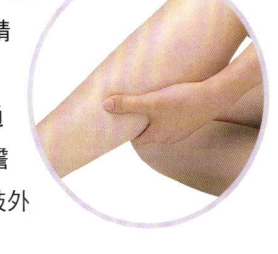

疏通法大搜查

利用針灸、按摩推拿、拍打、鍛鍊氣功、太極、瑜伽、肢體伸展體操等刺激膽經，可提升內臟功能及代謝力，例如八段錦適合容易疲勞的人練習，而拍打膽經對偏頭痛、肩背痛、感冒、失眠有療效。

此外，適合身體、四肢伸展的體操、瑜伽也很多，常練還有助瘦身，例如勇士變化式訓練後大腿、小腿肌肉延伸；橋式能強化腳踝與腳背。配合調整飲食、芳療放鬆身心，更有益身心靈健康。

注意事項

1. 按壓丘墟穴時如果會感到疼痛劇烈，表示可能患有膽結石。
2. 針刺時應避免誤刺造成氣胸的穴位是：肩井、淵腋、輒筋；避免誤刺到延髓的是風池穴。

打通足少陽膽經 9大重點穴位

以下9大穴位為膽經的重要穴位，經常疏通，養生保健事半功倍。

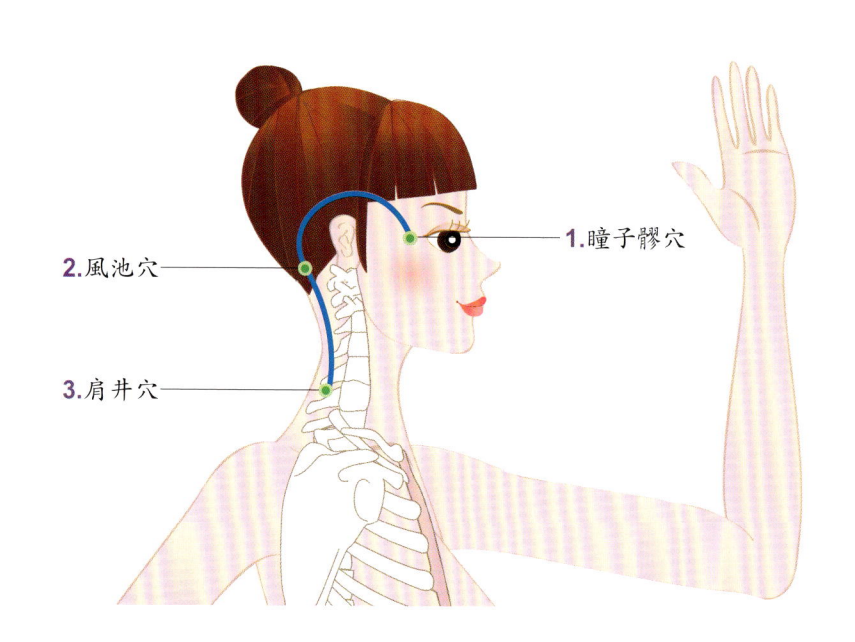

2.風池穴
1.瞳子髎穴
3.肩井穴

1 瞳子髎穴

眼角外側骨骼隆起處往耳方向探1寸（拇指橫寬）。用食指指腹按15秒後放開，反覆幾次。

➔ 經穴療效

治眼部疾病常用穴，改善遠視不明、白內障、眼睛疲勞、頭痛、頭暈、顏面痙攣，緩解眼部疲勞及充血，左右各有一穴。

➔ 這樣通最有效！

眼睛疲勞、預防老花眼，搓熱雙手，慢慢用指腹輕輕繞拍眼眶四周；多吃黑芝麻、葡萄、桑椹、海帶等食物。

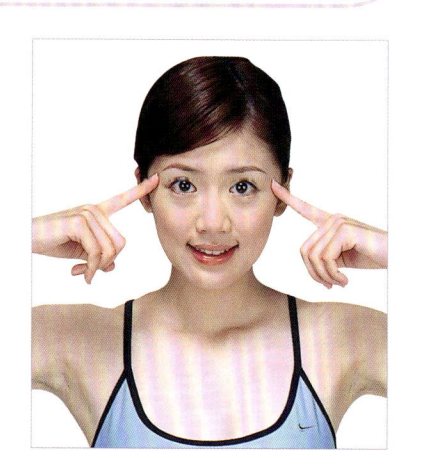

PART 3　人體的14條大經絡

2 風池穴

頭後方，從耳後往中間移，越過骨頭突出處，近髮際凹陷處下方，按壓時頭部兩側會微痛。用指腹按壓。

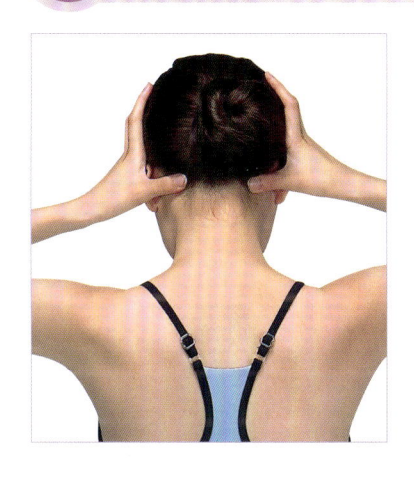

➔ 經穴療效

治感冒特效穴，可治感冒所致關節疼痛、發燒、鼻塞咳嗽，改善耳鳴、頭痛暈眩、失眠、中風、肩頸酸痛僵硬、背痛、眼睛疲勞、宿醉、落枕。

➔ 這樣通最有效！

感冒頭部發熱、鼻塞，按揉風池穴、迎香穴可鎮熱；增強抵抗力，平時可做毛巾操，摩擦刺激此穴。

3 肩井穴

肩膀到後頸根部中點，約在乳頭往肩膀的延伸線上，按時感微痛，用指腹按15秒後放開，反覆幾次。

➔ 經穴療效

改善肩頸僵硬酸痛、手臂酸麻、背痛、頭痛、耳鳴，治落枕、五十肩、乳腺炎、乳汁分泌不足、面皰、蕁麻疹、濕疹、高血壓，左右邊各有一穴。

➔ 這樣通最有效！

肩膀快酸痛時，轉動肩膀、做甩手功、瑜伽兔式，都能刺激肩井穴。

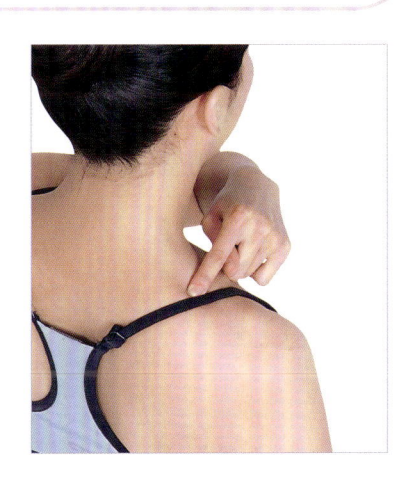

打通足少陽膽經9大重點穴位

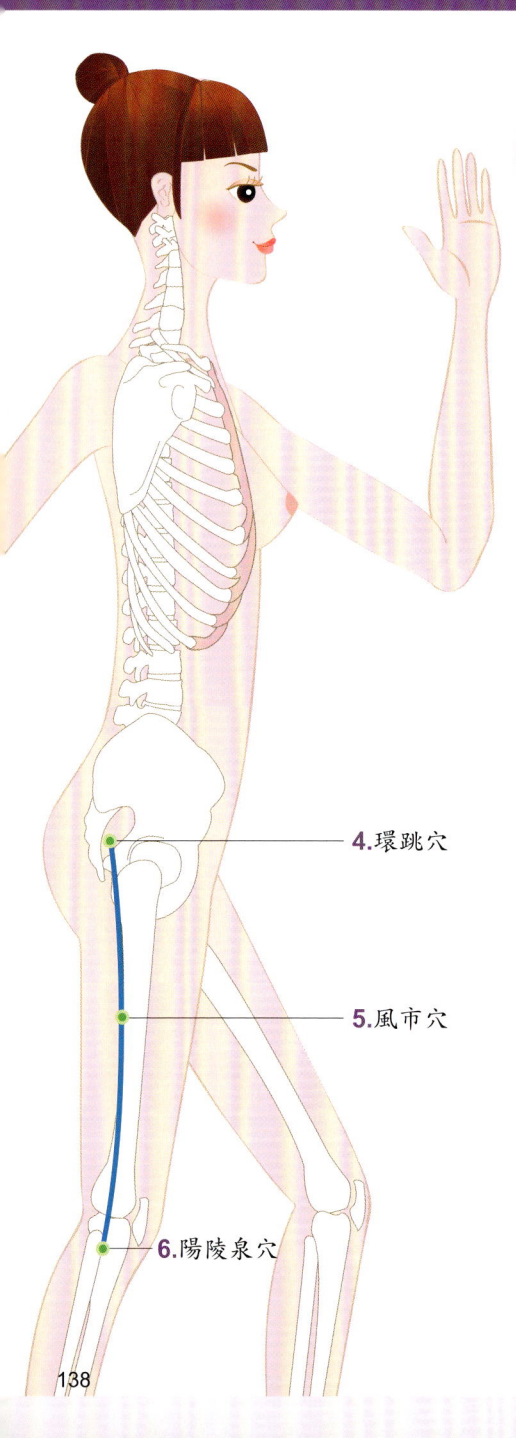

4 環跳穴

兩側臀部的正中點，俯臥時，小腿往後彎，腳跟所觸即是，左右各一，用食指指腹或肘關節按20秒後放開，反覆幾次即可。

◯ 經穴療效

為下肢樞紐，治腰胯疼痛、坐骨神經痛、下肢麻痺、半身不遂等下肢疾病。

◯ 這樣通最有效！

瘦臀腿、消腫，可勤練瑜伽中的側三角扭轉式，緊實臀部，同時強化後大腿、小腿的肌肉，活絡臀腿上的膽經穴位。

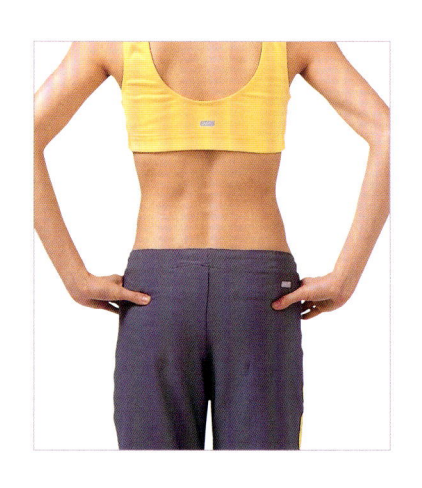

4.環跳穴

5.風市穴

6.陽陵泉穴

PART 3 人體的14條大經絡

5 風市穴

站正，肩膀維持水平，雙手自然下垂貼到大腿外側，中指指尖處即是，用拇指指腹按壓，每15秒後放開。

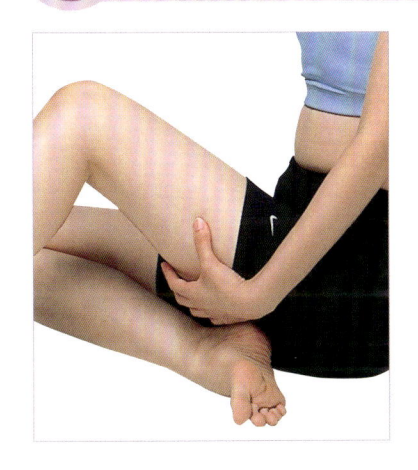

➔ 經穴療效
治下肢痿痹及麻木、中風癱瘓、半身不遂、風濕、關節炎、全身搔癢、蕁麻疹，改善膝痛腳冷。

➔ 這樣通最有效！
消除腿腫、促進下半身血液循環，可從大腿根部經風市穴一路往下敲。

6 陽陵泉穴

外側膝蓋下方1寸有圓骨突出，前方凹陷處即是，用拇指指腹按壓，每20秒後放開，反覆幾次。

➔ 經穴療效
治下肢麻痹、腰痛、坐骨神經痛、膝蓋腫痛、黃疸、腳氣病、暈眩、胃部灼熱、月經過多，改善消化不良、口苦、嘔吐。

➔ 這樣通最有效！
經前症候群可針灸刺激陽陵泉穴以緩和，也可搭配橘子、蘿蔔、木耳等理氣食材，改善不適。

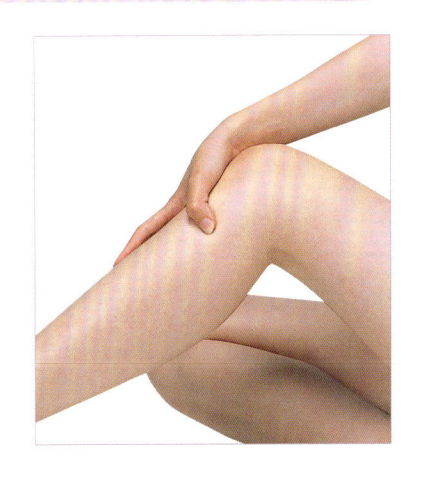

打通足少陽膽經9大重點穴位

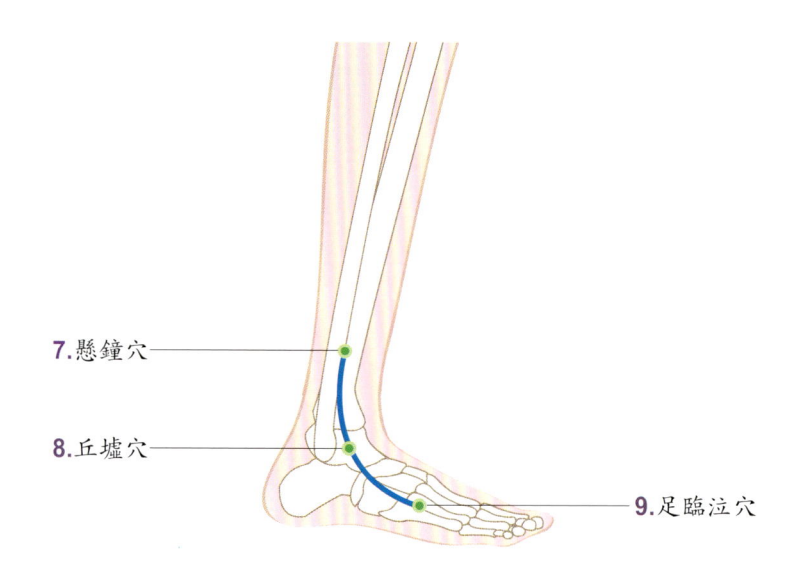

7.懸鐘穴
8.丘墟穴
9.足臨泣穴

7 懸鐘穴

外腳踝中央最高點,往上3寸(四指橫寬)處,左右各一,用食指指腹按15秒後放開,反覆幾次。

◯ 經穴療效

減緩腹痛、膝腿痛、腹脹、落枕、下肢麻痺,治頸部僵硬、腰痛、關節疼痛、腳氣病、痔瘡、食慾不振、胸痛、腋下腫。

◯ 這樣通最有效!

右邊頸肩僵硬酸痛時可按左腳懸鐘穴,左肩同理按右側;緩解生理痛可練瑜伽的弓式,同時按摩內臟。

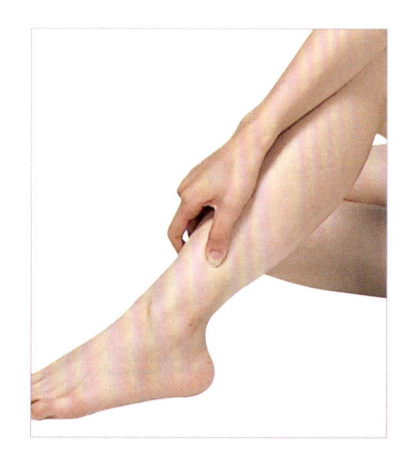

PART 3　人體的14條大經絡

8　丘墟穴

伸直腳踝,外腳踝前方下側凹陷處,按壓時有疼痛感。用拇指指腹向下按壓持續20秒,做圈狀按摩。

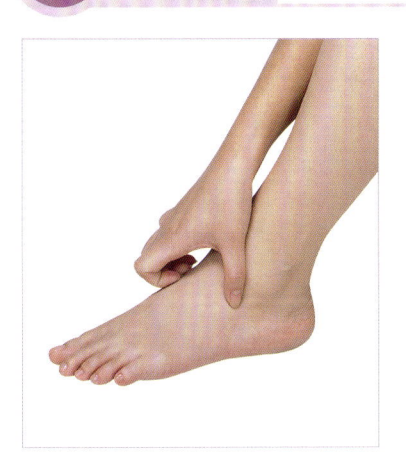

➲ 經穴療效

治外踝腫痛、腳扭傷、坐骨神經痛、小腿抽筋,改善肩頸痠痛、腋下腫、胸痛、眼睛腫痛、眼睛充血、眼垢多。

➲ 這樣通最有效!

有膽結石者,平時可常按左右兩邊的丘墟穴緩解疼痛;預防腳膝無力、腰背痠痛,可練甩手拍背功。

9　足臨泣穴

腳掌第四、五蹠骨會合的前方凹陷處,左右各一,用拇指指腹按壓,每15秒後放開,反覆幾次。

➲ 經穴療效

改善月經失調、暈眩、氣喘、偏頭痛、眼睛腫痛、眼睛發炎、乳腺炎、胸悶、脅肋疼痛以及心悸。

➲ 這樣通最有效!

改善婦科疾病可練氣功中有轉動腳掌的招式,帶動氣血循環。

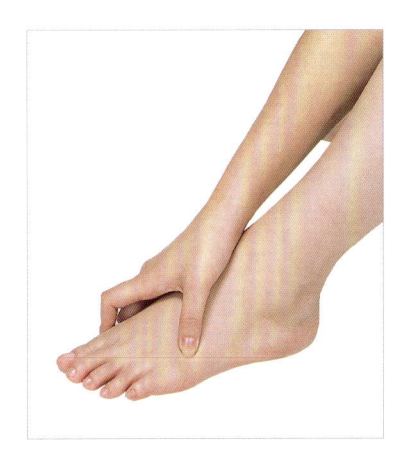

足厥陰肝經

———：實線為體表路線。　⟶：淡藍色箭頭 表示體表路線走向。
- - -：虛線為體內路線。　⟶：鵝黃色箭頭 表示體內路線走向。

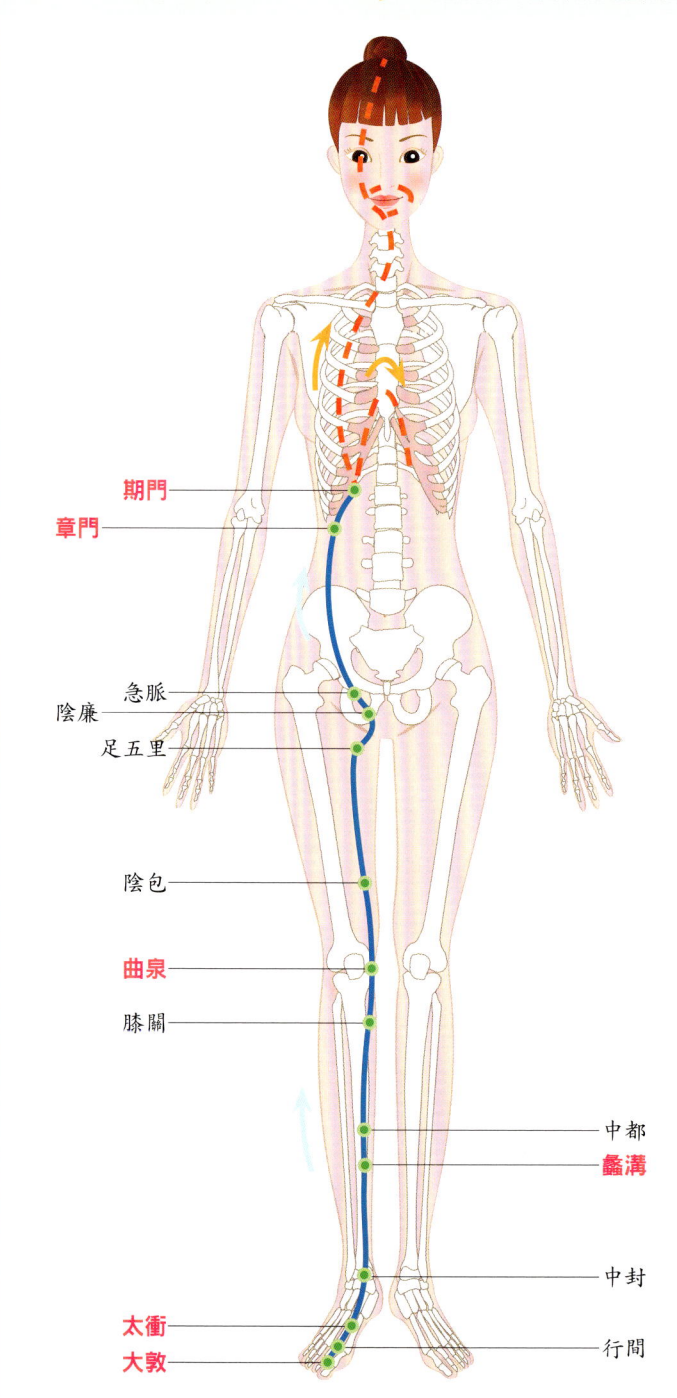

- 期門
- 章門
- 陰廉　急脈
- 足五里
- 陰包
- 曲泉
- 膝關
- 中都
- 蠡溝
- 中封
- 太衝
- 行間
- 大敦

● 主掌臟腑：肝。
● 主治概要：肝、膽、婦科、足背、下肢內側及泌尿生殖系統疾病。

142

🩸 血氣運行路線

沿路有14個穴位，從腳拇指外側的大敦穴，沿腿部內側往上，經腹部，從乳房下方的期門穴進入體內到肝臟後分線，一往上通過胸、咽喉、眼到頭頂的督脈，一路從肝往肺，接手太陰肺經。

💡 足厥陰肝經的功效

簡稱「肝經」，臨床上常用來治療疝氣、遺尿、小便不利、頭痛、內踝腫痛、足膝關節障礙、下腹痛、婦女病等。

肝經負責調節肝及血液循環，是12經絡中最後一條，與手太陰肺經相連，形成完整的人體經絡循環。如果肝經失調，可能會有腰痛、胸悶、小腹腫脹、氣逆嘔吐等症狀。

💡 疏通法大搜查

能活絡肝經的養生招不少，例如：氣功基礎招式能打開全身經絡；甩手拍背功以腳掌吸地、身體扭轉拍擊，內臟也受到推擠、運動；而拍打肝經對頭痛、眩暈、月經不調、腹痛有療效；至於瑜伽的勇士變化式，能增加肺活量，強化肝臟排毒功能；頭膝式、手碰腳式、橋式，強化腳踝與腳背，或鍛鍊大腿內側，舒緩生理痛，也都有益肝臟保健。

注意事項

腳掌腳背上有肝、膽、脾、胃、腎、膀胱經六大經絡的經穴，有些養生運動或有會轉動腳踝、扭腰的動作以刺激經絡，容易閃到腰和懷孕婦女要特別注意，有些動作不要太勉強做。

打通足厥陰肝經 6大重點穴位

以下6大穴位為肝經的重要穴位，經常疏通，養生保健事半功倍。

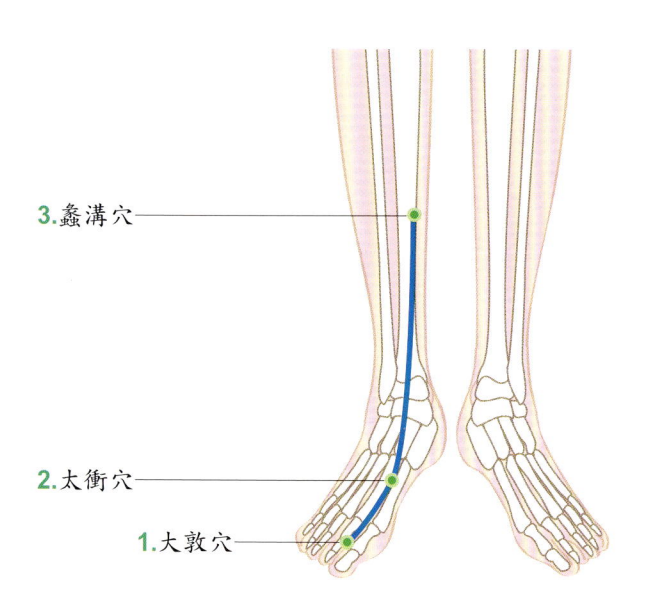

3. 蠡溝穴
2. 太衝穴
1. 大敦穴

1 大敦穴

腳拇趾趾甲底部與外側邊緣的交會點，左右各一，用棒狀物按壓，每15秒後放開，反覆幾次。

▶ 經穴療效

改善焦躁不安、精神不濟、緊張，治疝氣、小腹疼痛、瞌睡、子宮脫垂、月經不調、生殖器官病症。

▶ 這樣通最有效！

消除勞累、活化內臟機能，可常做瑜伽頭膝式；習慣賴床、起床時血壓低，可用腳踝、腳板互搓、互相輕敲，或做曲體操，會比較快清醒。

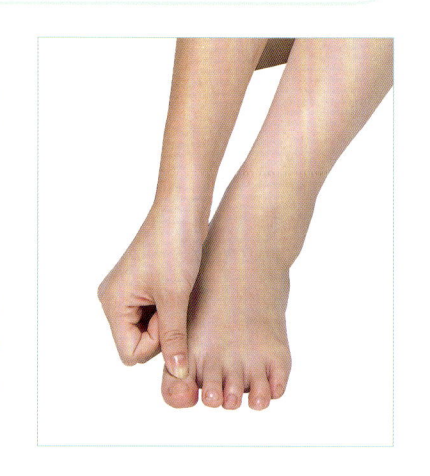

PART 3　人體的14條大經絡

2　太衝穴

腳背大拇趾骨、第二趾骨中凹陷處，用拇指指腹按壓，每20秒後放開，反覆幾次。按壓時會感動脈跳動。

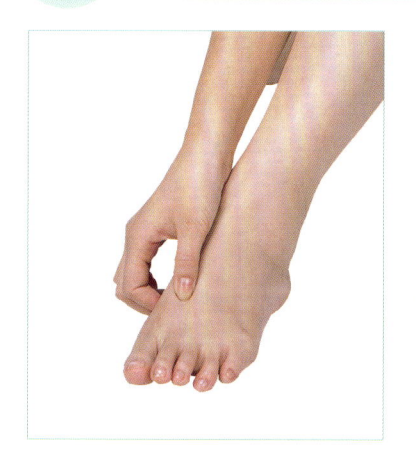

➡ 經穴療效

為肝經要穴，治頭痛暈眩、耳鳴、失眠、高血壓、喉嚨痛、肝炎、腸炎、疝氣、下肢麻痺、痛經、月經不調及攝護腺炎、白帶過多等生殖方面疾病。

➡ 這樣通最有效！

生理期足部酸冷、腰腹下墜感不舒服，可以做瑜伽中的貓式伸展或是手碰腳式刺激太衝穴。

3　蠡溝穴

內腳踝尖上方5寸（七指橫寬）處，左右各一，用拇指指腹按壓，每15秒後放開，反覆幾次。

➡ 經穴療效

改善攝護腺炎、下腹腫痛、疝氣、月經不調、白帶過多、腰背酸痛、小腿痠痛。

➡ 這樣通最有效！

常打哈欠，按揉蠡溝穴可提振精神；將毛巾繞過腳踝，一路往上搓揉肝經，有助調整氣血。

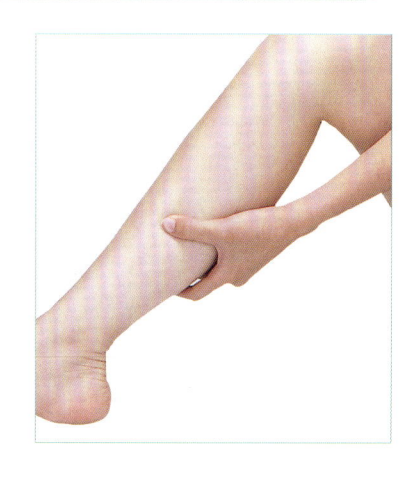

打通足厥陰肝經 6大重點穴位

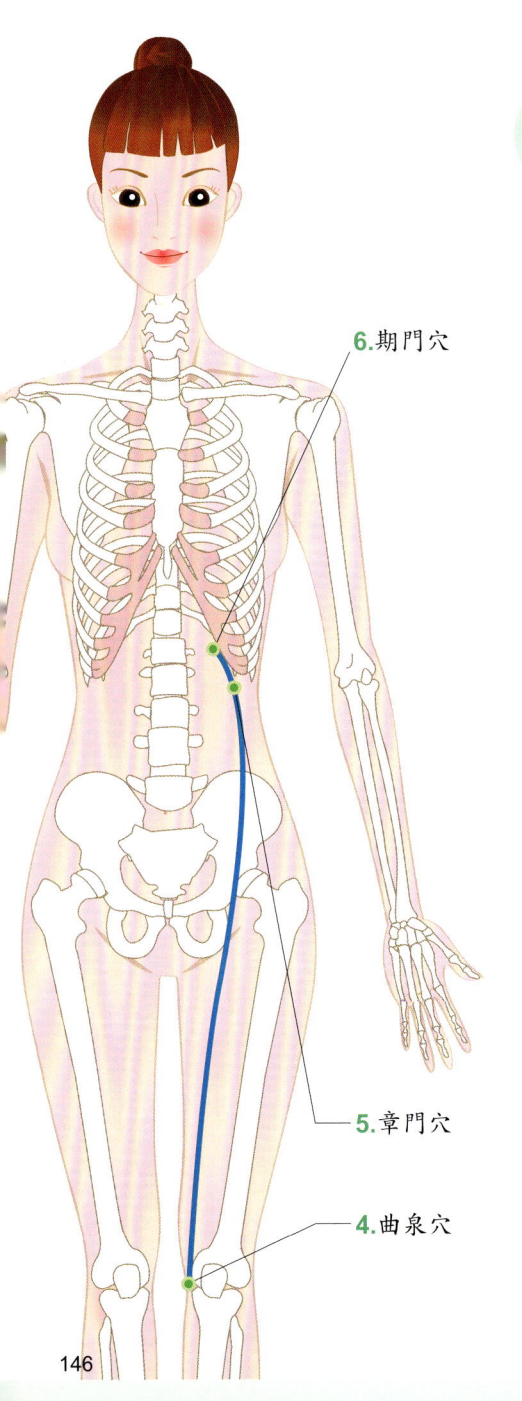

6.期門穴

5.章門穴

4.曲泉穴

4 曲泉穴

膝蓋彎曲,膝蓋內側橫紋頂端凹陷處,用食指指腹按15秒後放開,反覆幾次。壓時有疼痛感。

▶ 經穴療效

改善小便不利、腹瀉、頻尿、盜汗,治足部疼痛、脛骨痛、月經不調、痛經、帶下、遺精、陽痿等,左右腳各有一穴。

▶ 這樣通最有效!

緩解骨盆歪斜引起的酸痛,可做大腿內收肌群訓練,用兩腳膝蓋夾毛巾球,還可改善O型腿。

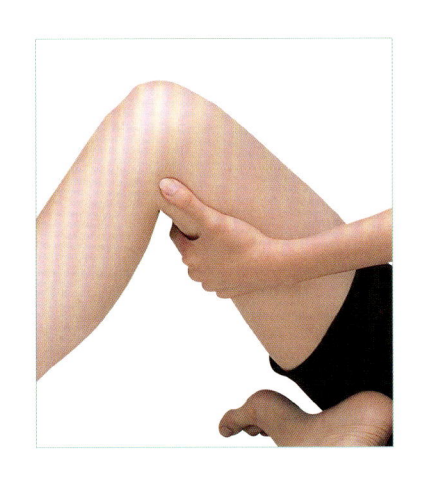

PART 3　人體的14條大經絡

5　章門穴

手肘上彎令手指碰同側鎖骨,肘尖所指的腰部位置即是,左右各一,食指指腹按15秒後放開,反覆幾次。

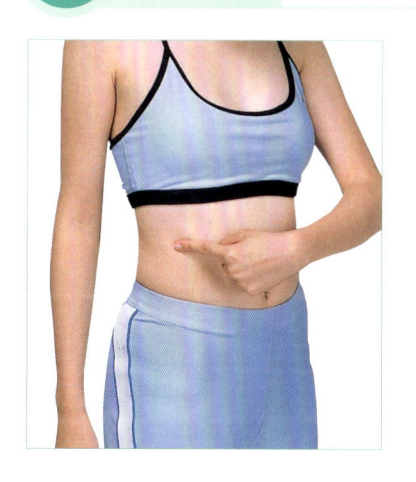

➔ 經穴療效

主掌消化器官方面的疾病,治腹痛、腹脹、腸鳴、腹瀉、嘔吐、胃痛、胃下垂、消化不良、水腫、黃疸、小便困難、便祕、容易疲倦、背部僵硬、腰脊冷痛。

➔ 這樣通最有效!

瑜伽中的勇士變化式,可刺激到身體側邊的章門穴,美化曲線,還可增加肺活量、強化肝臟排毒功能。

6　期門穴

乳頭正下方,第6、7肋骨間,左右各一,用食指指腹按15秒後放開,反覆幾次。

➔ 經穴療效

治肝病、胸脅脹痛、乳腺炎、嘔吐、腹脹、胃酸逆流、腹瀉、腹痛、糖尿病、氣喘、呼吸困難,改善月經失調、打嗝、食慾不振。

➔ 這樣通最有效!

容易疲倦、食慾不佳,可勤練甩手拍背功,活絡肝經、肺經。

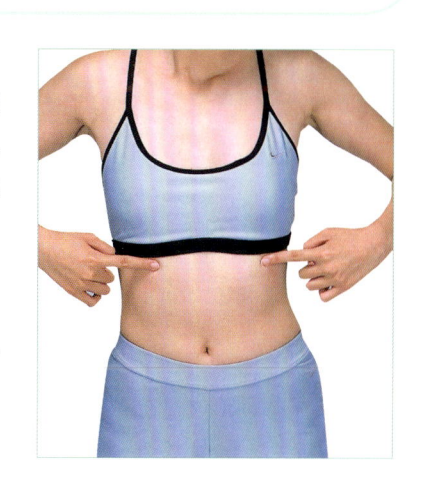

147

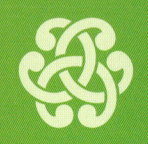

督脈

图例：
- ━━━：實線為體表路線。
- ╌╌╌：虛線為體內路線。
- →：淡藍色箭頭 表示體表路線走向。
- →：鵝黃色箭頭 表示體內路線走向。

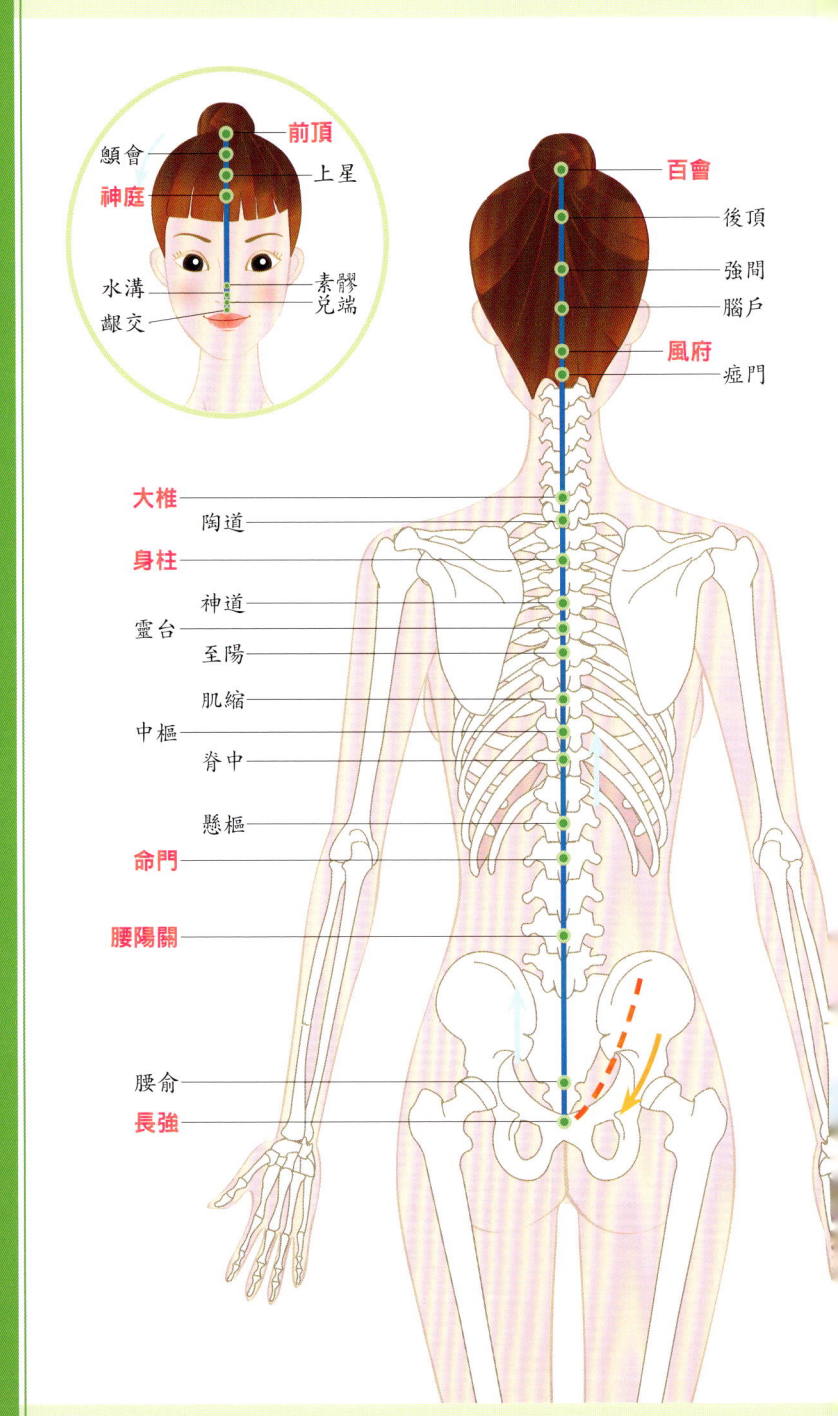

頭部穴位：
- 前頂
- 顖會
- 上星
- 神庭
- 水溝
- 素髎
- 兌端
- 齦交

頭後及背部穴位：
- 百會
- 後頂
- 強間
- 腦戶
- 風府
- 瘂門
- 大椎
- 陶道
- 身柱
- 神道
- 靈台
- 至陽
- 筋縮
- 中樞
- 脊中
- 懸樞
- 命門
- 腰陽關
- 腰俞
- 長強

● 主掌臟腑：大腸經、胃經、小腸經、膀胱經、三焦經、膽經。

● 主治概要：腰椎、背脊、頭頸局部疼痛及病症，口、鼻、精神失常等疾病。

148

PART 3　人體的14條大經絡

💧 血氣運行路線

　　沿路有28個穴道，起於下腹部，往下至會陰通過長強穴出到體表，沿背脊上行直到頭頂、額頭，止於唇部的齦交穴，另有分支通往腦部。

💡 督脈的功效

　　督脈具有整合各個陽經的功能，又稱「陽經之海」，與任脈成對，負責調整腦部功能。臨床上常用來治療昏迷、發熱、精神疾病、脊椎痛、高血壓、消化器官、泌尿器官異常。

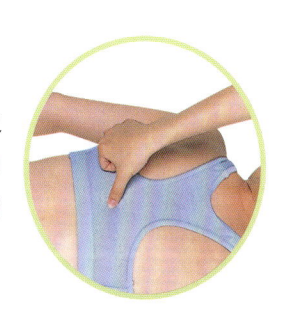

💡 疏通法大搜查

　　督脈主氣，各經穴有鼓舞生命陽氣的作用，平時除了按摩、之外，可常搓熱手掌，用雙手摩擦肩、背、腰，活絡背、腰部督脈各穴；或是多練甩手拍背、氣功站樁功法、八段錦、六字訣等養生功，尤其是有蹲、站步驟，配合呼吸，強化脊椎功能，強腎固腰。

　　此外，瑜伽中的大樹式、兔式、貓式、頭膝式，也會刺激到督脈，或提高頭部含氧量，緩解頭痛與偏頭痛。

🈯 注意事項

1. 針刺長強穴時應避免誤刺直腸；而風府、啞門應避免誤刺到延髓。
2. 有些人原本就有脊椎瘀血、阻滯或側彎等問題，要練養生運動或瑜伽打通督脈時，可能覺得比較痛，只要姿勢正確，也並非病變，練一段時間就會改善。

149

打通督脈9大重點穴位

以下9大穴位為督脈的重要穴位，經常疏通，養生保健事半功倍。

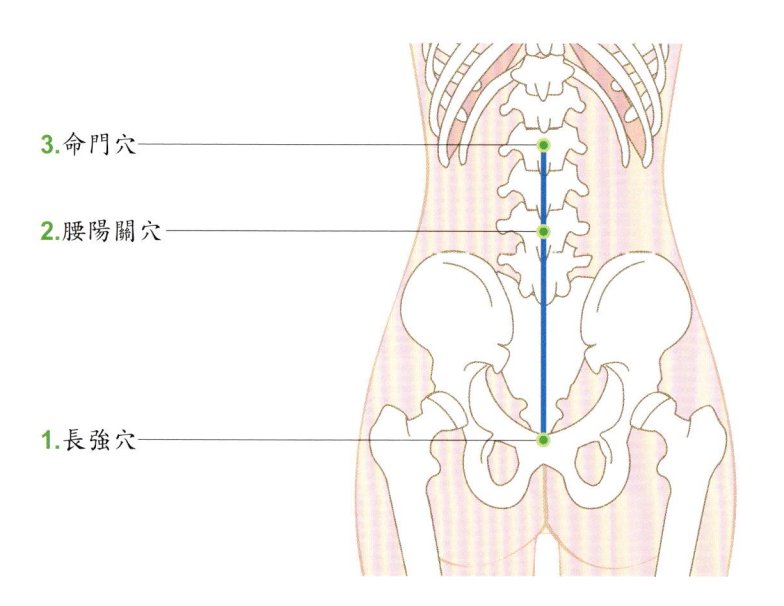

3. 命門穴
2. 腰陽關穴
1. 長強穴

1 長強穴

俯臥比較容易找，臀部尾骨尖端與肛門的中央，按壓時會感到痛。用拇指指腹按，每15秒後放開。

⊙ 經穴療效

具有強健腰脊的作用，治腹瀉、便血、便祕、痔瘡、脫肛、幼兒驚風、腰脊酸痛、抽筋及精神方面的症狀。

⊙ 這樣通最有效！

預防脊椎老化，可練氣功的站樁功法，並配合呼吸做提肛動作，長期練能改善痔瘡。

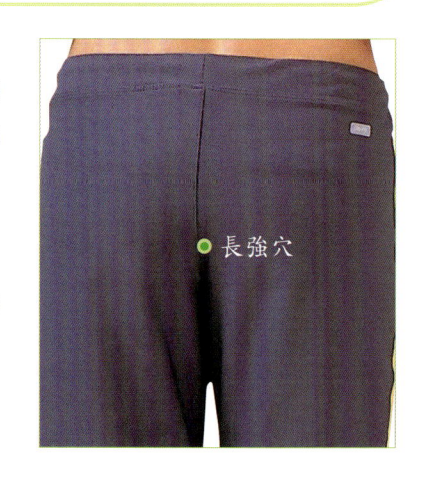

● 長強穴

PART 3　人體的14條大經絡

2　腰陽關穴

背部第四腰椎棘突下凹陷處，用拇指指腹按壓，每15秒後放開，反覆幾次。

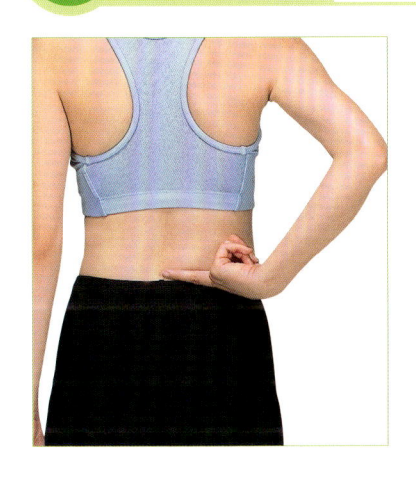

● 經穴療效

治療腰痛的要穴，改善腰膝疼痛、下肢麻痺、月經不調、白帶異常、遺精、陽痿、下肢寒冷、膀胱炎、坐骨神經痛、風濕、攝護腺發炎。

● 這樣通最有效！

腰酸時可熱灸或按壓腰陽關穴，腰痛且下半身發冷，可用吹風機加強刺激，並食生薑、肉桂等暖身食材。

3　命門穴

背部第2腰椎下的凹陷處，身體站直時，剛好是在肚臍正背面，用食指指腹按15秒後放開，反覆幾次。

● 經穴療效

改善腰脊僵硬酸強痛、下肢麻痺、頭痛、月經不調、白帶異常、痛經、經閉、不孕、遺精、陽痿、神經衰弱、小便失禁、小腹冷痛、腹瀉、坐骨神經痛。

● 這樣通最有效！

體力衰退或虛弱，可熱灸或按壓此穴，搭配腎俞穴、三焦俞穴效果更好；保健抗老可搓熱雙手後，循環摩擦此穴36下。

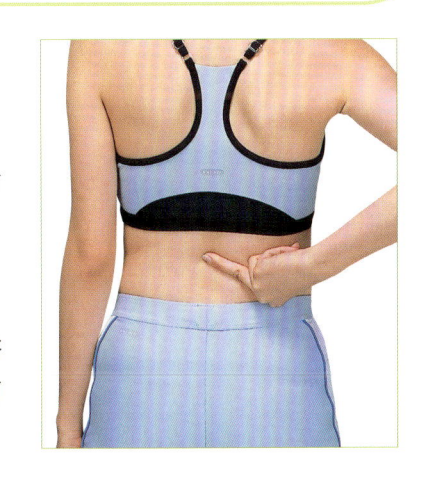

151

打通督脈9大重點穴位

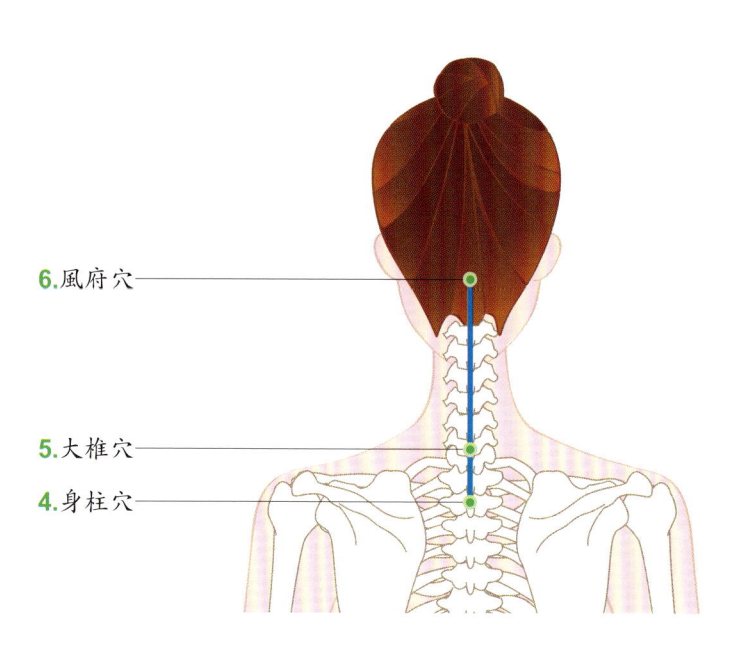

6. 風府穴
5. 大椎穴
4. 身柱穴

4 身柱穴

左右肩胛骨連線中點，第3胸椎棘突正下方凹陷處，用拇指指腹按壓，每15秒後放開，反覆幾次。

➲ 經穴療效

為孩童的養生保健穴，可以提升孩童的抵抗力，治抽筋、氣喘、咳嗽、感冒、臉部神經痛，緩解頭頸、肩背僵硬。

➲ 這樣通最有效！

增強抵抗力，可雙手各持毛巾一端，做毛巾操，摩擦身柱穴，活絡肩背部；頭頸僵硬可用熱毛巾敷此穴緩解。

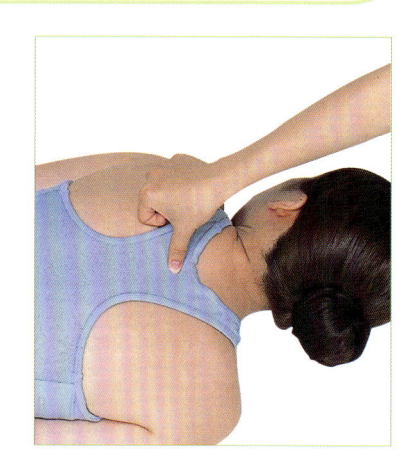

PART 3　人體的14條大經絡

5　大椎穴

頭部略往前低，頸部和背部交界的突出骨（第7頸椎）下方凹陷處，用中指指腹按20秒後做圈狀按摩。

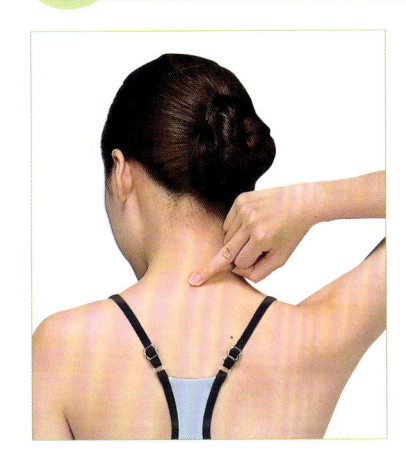

➔ 經穴療效

改善體質、青春痘、蕁麻疹、掉髮，治咳嗽、氣喘、感冒、胸痛、癲癇、小兒驚風、頸部僵硬、背脊疼痛、貧血、濕疹。

➔ 這樣通最有效！

預防產後胸部萎縮，輕輕用圓鈍的玉板刮大椎穴20下，再沿著脊椎兩旁由上向下刮督脈。

6　風府穴

頭向前傾時，後腦勺中央的髮際上方1寸（拇指橫寬）處，用食指指腹按15秒後放開，反覆幾次。

➔ 經穴療效

治感冒、風邪、頭重、中風、高血壓、鼻塞、流鼻水、感冒發燒、癲癇、暈眩，改善頭痛、頸部僵硬、咽喉腫痛、聲音沙啞、失眠、記憶力減退、子宮下垂。

➔ 這樣通最有效！

頭重時搭配清涼的油或膏按揉以緩解；預防感冒，可搓熱雙手掌，來回推搓頸部，注意頭不要跟著轉動。

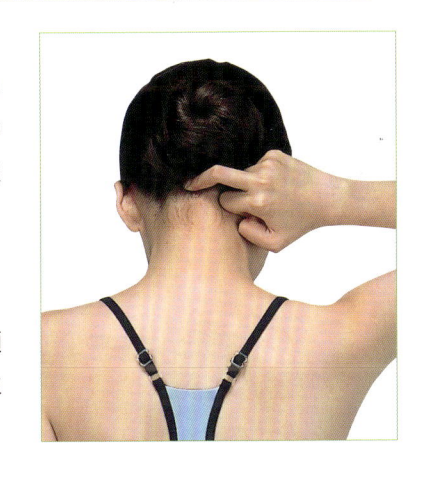

打通督脈9大重點穴位

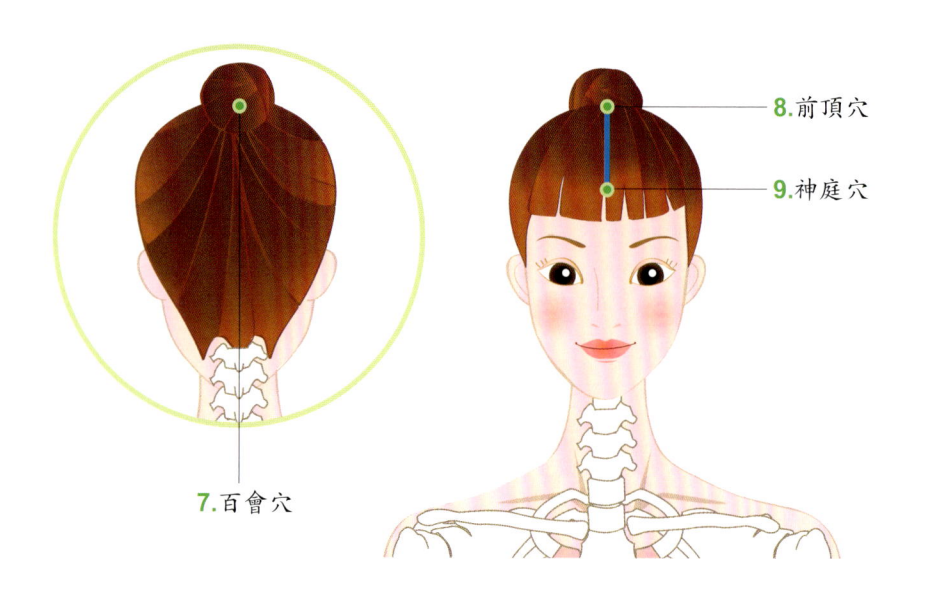

8. 前頂穴
9. 神庭穴
7. 百會穴

7 百會穴

頭頂正中，左右耳連線與眉間中心線的交會處，用指尖按壓有痛感。用中指每按3～5秒放開，反覆5次。

➔ 經穴療效

能緩和多種疼痛，改善眼睛疲勞、鼻塞、頭痛、耳鳴、暈眩、肩膀酸痛、健忘，也適用於精神引起的身體不適，應用範圍廣。

➔ 這樣通最有效！

頭痛或偏頭痛時，可做瑜伽兔式、光澤變化式，促進頭部血液循環，提高頭部含氧量提高，緩解疼痛。

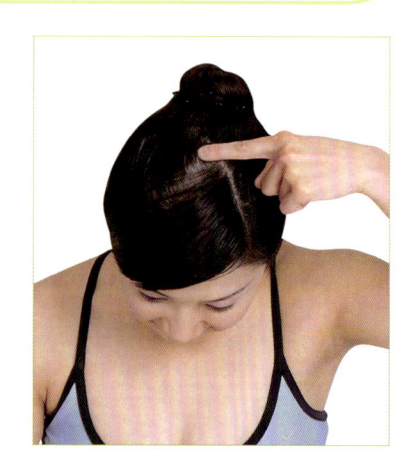

PART 3 人體的14條大經絡

8 前頂穴

距離前額髮際中點3.5寸（比四指橫寬略寬一點）處。用食指指腹按15秒後放開，反覆幾次。

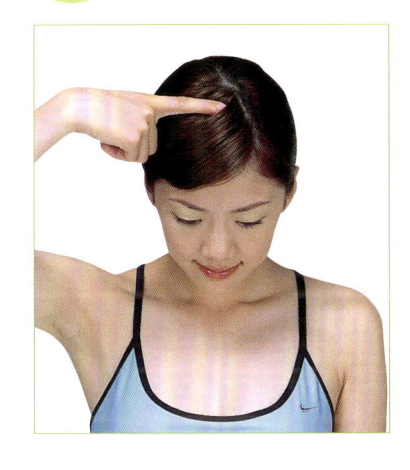

➜ 經穴療效

可改善因感冒或鼻塞造成的頭痛、暈眩、臉部浮腫，消除高血壓造成的臉部充血、身體浮腫。

➜ 這樣通最有效！

頭痛時，可將中指壓在食指上，用食指指壓前頂穴，緩解不適；預防中風、血壓異常，可以手指為梳，從前額髮際推梳到後頸部。

9 神庭穴

眉間中心線往上延伸直到髮際正上方0.5寸（拇指橫寬的一半），用食指指腹按15秒後放開，反覆幾次。

➜ 經穴療效

治慢性鼻炎、鼻膿、流鼻血、頭痛、暈眩，改善癲癇、失眠、眼睛充血、高血壓等不適。

➜ 這樣通最有效！

減少皺紋，可用圓而鈍的玉板，從距離髮際1食指橫寬處輕輕刮往神庭穴。

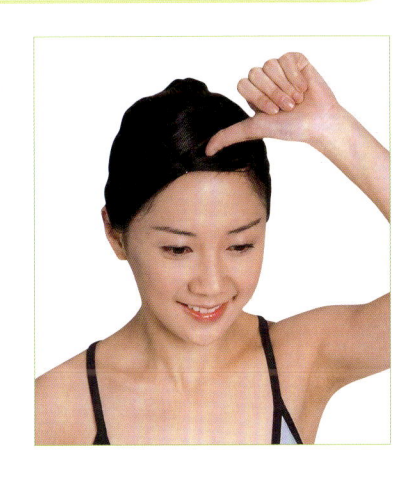

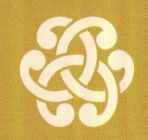

任脈

| ——— : 實線為體表路線。 | ⇒ : 淡藍色箭頭 表示體表路線走向。 |
| - - - : 虛線為體內路線。 | ⇒ : 鵝黃色箭頭 表示體內路線走向。 |

- **主掌臟腑**：肺經、脾經、心經、腎經、心包經、肝經。
- **主治概要**：泌尿生殖、消化系統、胸部心肺疾病、頸部咽喉疾病、婦女病等。

承漿
廉泉
天突
璇璣
華蓋
紫宮
玉堂
膻中
中庭
鳩尾
巨闕
上脘
中脘
建里
下脘
水分
神闕
陰交
氣海
石門
關元
中極
曲骨
會陰

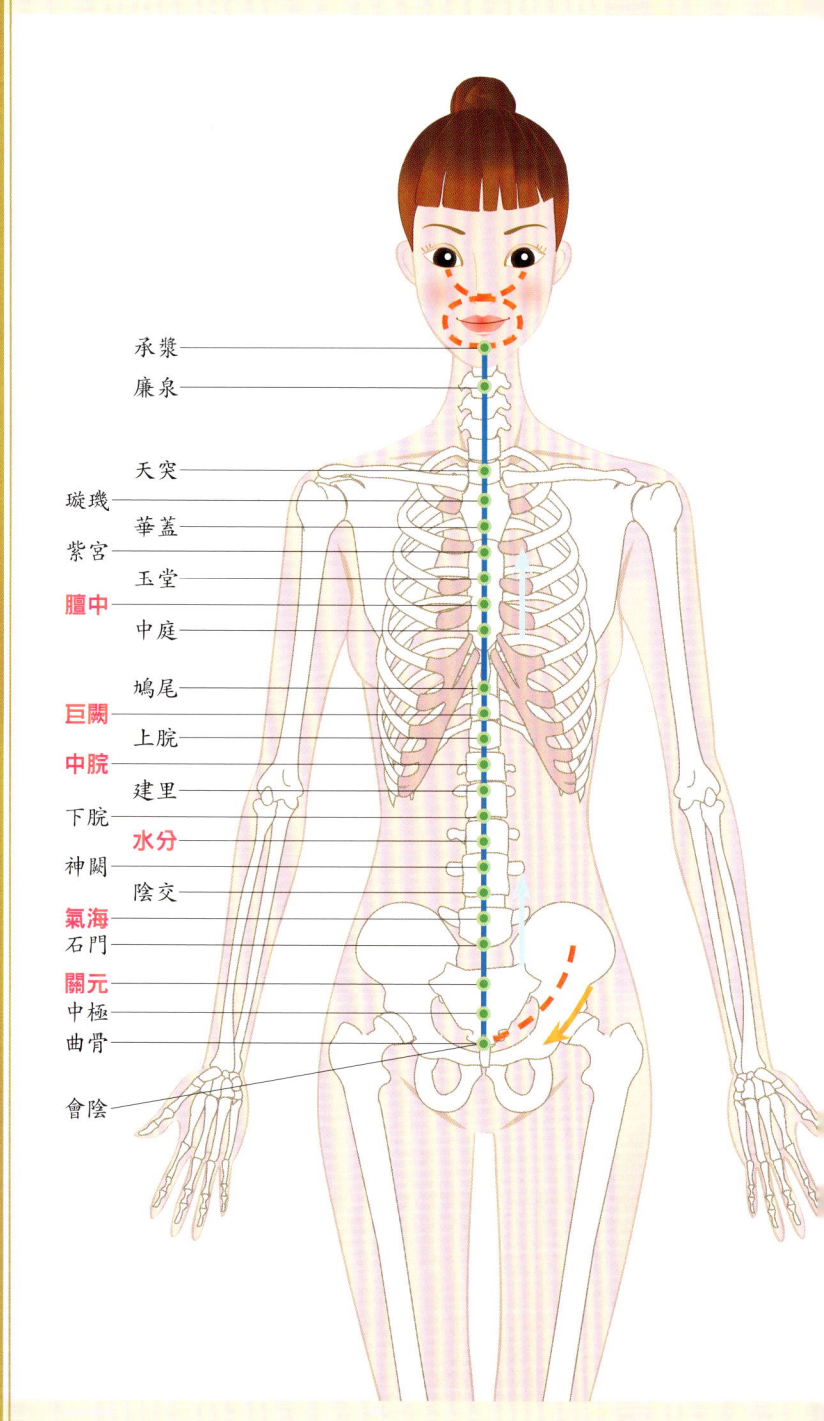

156

血氣運行路線

沿路共有24個穴位，從下腹部開始，下行到會陰穴出於體表，沿著身體正面中心線經過腹、胸、頭部抵達下唇的承漿穴，進入體內繞行唇部周邊以及眼睛下方。

任脈的功效

任脈具有統合各個陰經的作用，尤其是和孕事相關的機能，又稱「陰經之海」。任脈不通時容易有打嗝現象，臨床上常用來治療遺尿、遺精、子宮收縮不全、月經異常、腹脹痛、胃痛、嘔吐、咳嗽、氣喘、胸痛、扁桃腺炎、顏面神經麻痺等症。

疏通法大搜查

任脈部分經穴有鎮定安神及強壯身體的作用，平常可多按摩、推揉，搭配能令人放鬆身心的芳香，提高睡眠品質與身體自癒力。

不少養生招可以活絡任脈，例如氣功基本的站樁功法，尤其適合高血壓患者練習，藉由蹲、站、屈，強化脊椎功能，配合呼吸做提肛動作，長期練也能改善痔瘡；想讓身體變得輕盈、美化線條，可以刮痧瘦小腹，例如水分穴、關元穴，有助於排除體內多餘的水分、排氣、排便，避免水腫，幫助腸胃蠕動、鍛鍊腹肌。

注意事項

1. 孕婦盡量不要刺激到腹部的任脈經穴，例如中極穴、關元穴、氣海穴等穴位。
2. 女性腹部發冷疼痛、生理期經血不易排出，平時就要多注意腹部的保養，盡量不吃生冷飲食，避免過薄的衣物，溫暖最重要。

打通任脈6大重點穴位

以下6大穴位為任脈的重要穴位，經常疏通，養生保健事半功倍。

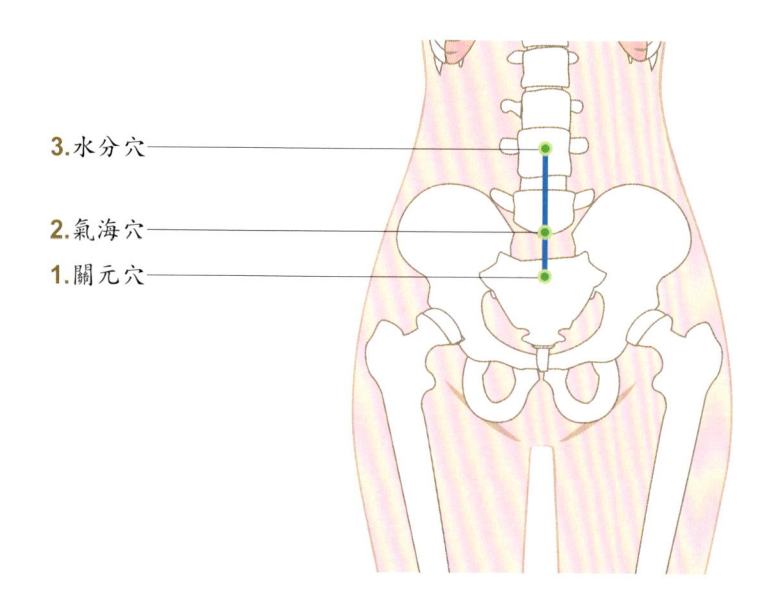

3. 水分穴
2. 氣海穴
1. 關元穴

1 關元穴

身體中心線上，肚臍下方3寸（四指橫寬）處，用拇指指腹按壓，10秒後放開做圈狀按摩。

➲ 經穴療效

改善青春痘、蕁麻疹等皮膚病及胃下垂、高血壓、失眠，治生殖及泌尿系統疾病，如脫肛、疝氣、陽痿、月經不調、痛經、停經、小腹疼痛、頻尿、產後惡露不止等。

➲ 這樣通最有效！

瘦小腹，可從肚臍往下刮到關元穴；鼻子過敏時，從膻中穴刮到關元穴。

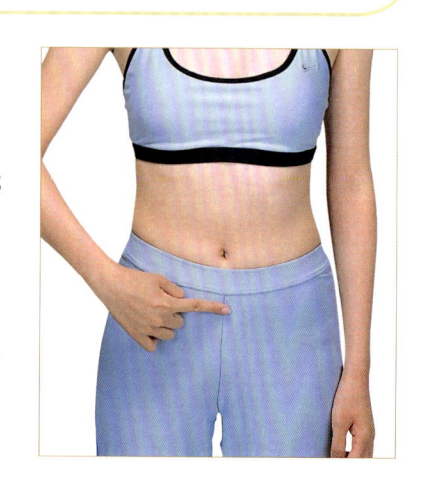

PART 3　人體的14條大經絡

2　氣海穴

身體中心線上，肚臍下方1.5寸（比拇指橫略寬）處，用拇指指腹按壓，10秒後放開做圈狀按摩。

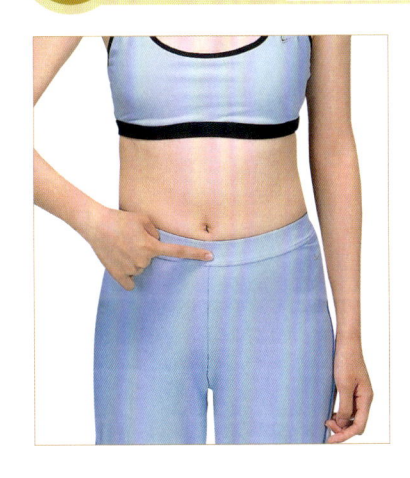

⊙ 經穴療效

能補腎壯陽，理氣解鬱，治婦女病及泌尿疾病，如痛經、經閉、月經不調、白帶問題、子宮肌瘤、不孕、膀胱炎、腹悶、陽痿、腎臟病，也能改善躁鬱、緊張。

⊙ 這樣通最有效！

糞便堅硬難解，可能受寒，用灸罐加溫或用吹風機吹氣海穴，加以揉按可改善；腹部發冷，暖暖包置於此穴可改善。

3　水分穴

肚臍正上方1寸（拇指橫寬）處，用手指在此處上下移動會感到痛，食指指腹按15秒後放開，反覆幾次。

⊙ 經穴療效

改善水腫、腹痛、腰背酸痛、腹瀉、胃下垂、頻尿、小便不利、腎臟病，負責排除體內多餘水分，消除小腹。

⊙ 這樣通最有效！

瘦小腹，可由水分穴上方一點向下刮，每次大約刮20下，不可強求出痧。

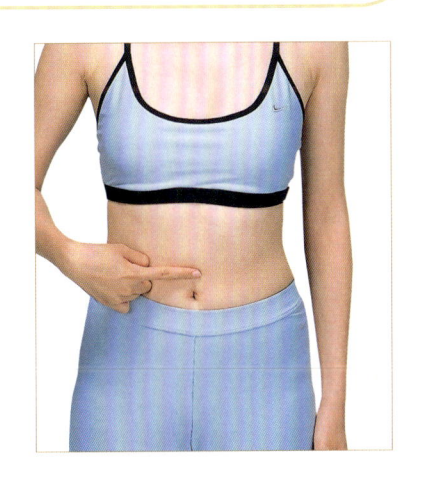

打通任脈6大重點穴位

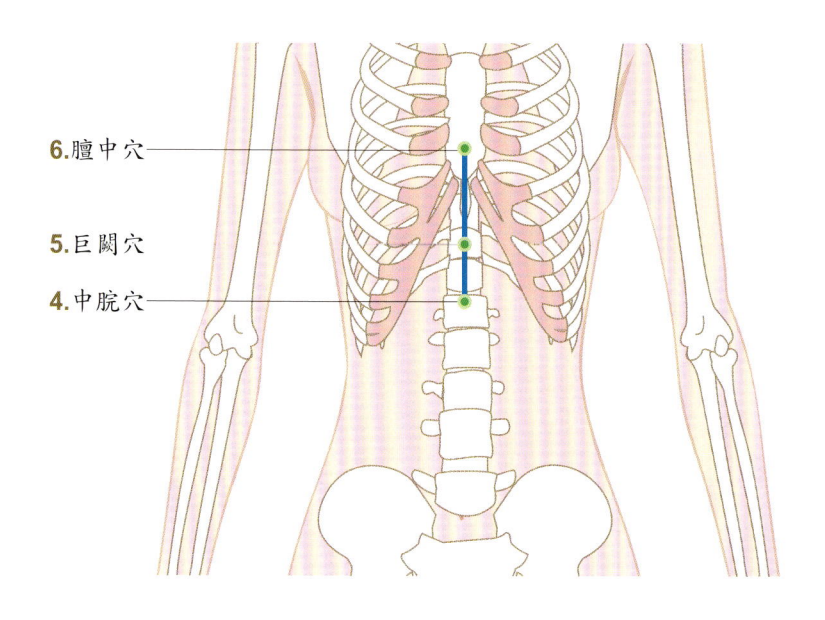

6. 膻中穴
5. 巨闕穴
4. 中脘穴

4 中脘穴

身體中心線上，肚臍上方4寸（六指橫寬）處，用拇指指腹按10秒後放開並做圈狀按摩，力道不宜太大。

➲ 經穴療效

改善食慾不振、便祕、腹瀉、脾胃虛弱，治胃痛、十二指腸潰瘍、胃酸過多、嘔吐噁心、腹脹，還可治憂鬱。

➲ 這樣通最有效！

上腹突出、改善胃突，可刮中脘穴及足三里穴，發紅就好，不可強求出痧。

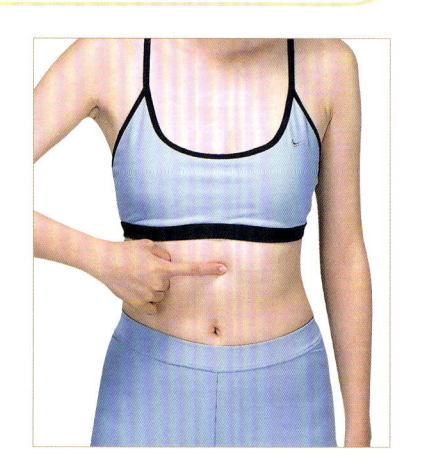

PART 3　人體的14條大經絡

5 巨闕穴

胸骨下方二指橫寬的地方，用拇指指腹按壓，10秒後放開做圈狀按摩。

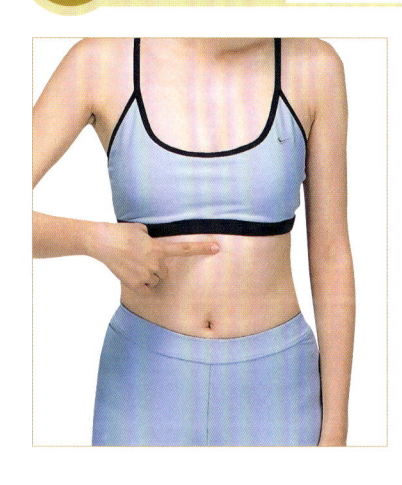

◯ 經穴療效
治胃酸過多、胃痛、胃痙攣、嘔吐噁心、食後腹脹、腹瀉、胸痛、心悸，還可治痰多、失眠。

◯ 這樣通最有效！
受寒引起胃痛時，可以搓熱手掌，順時鐘方向推揉巨闕穴及腹部，或用暖暖包溫暖以緩解。

6 膻中穴

左右乳頭正中點與胸骨中線的交接點，按下去會覺得疼痛，用中指指腹按10秒後做圈狀按摩。

◯ 經穴療效
治咳嗽、氣喘、胸悶、心痛、慢性支氣管炎、焦躁、歇斯底里、胸部脹痛、乳汁分泌不足、乳腺炎等呼吸系統及血液循環方面的疾病。

◯ 這樣通最有效！
豐胸可用灸療或按壓膻中穴，連附近的乳根穴、天池穴一起更好。

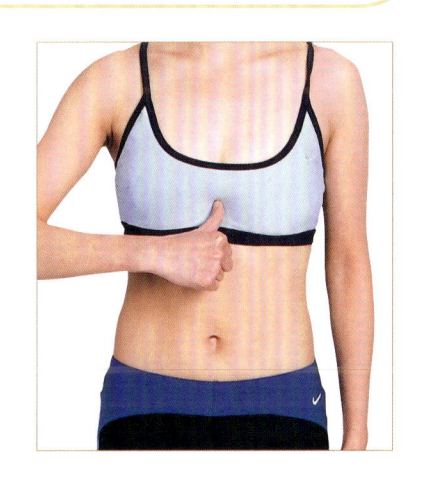

附錄

Appendix

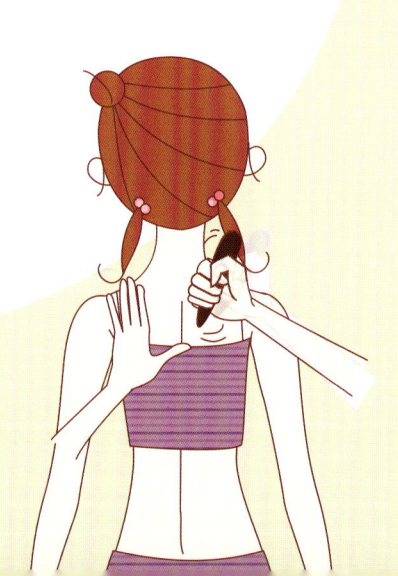

附錄整理了十二經脈流注時間與養生建議，
以及本書所介紹的經穴、療效筆劃索引，
讓你可以更快地從相關條件，
找到想看的人體經絡資訊，
讓經絡養生更便利。

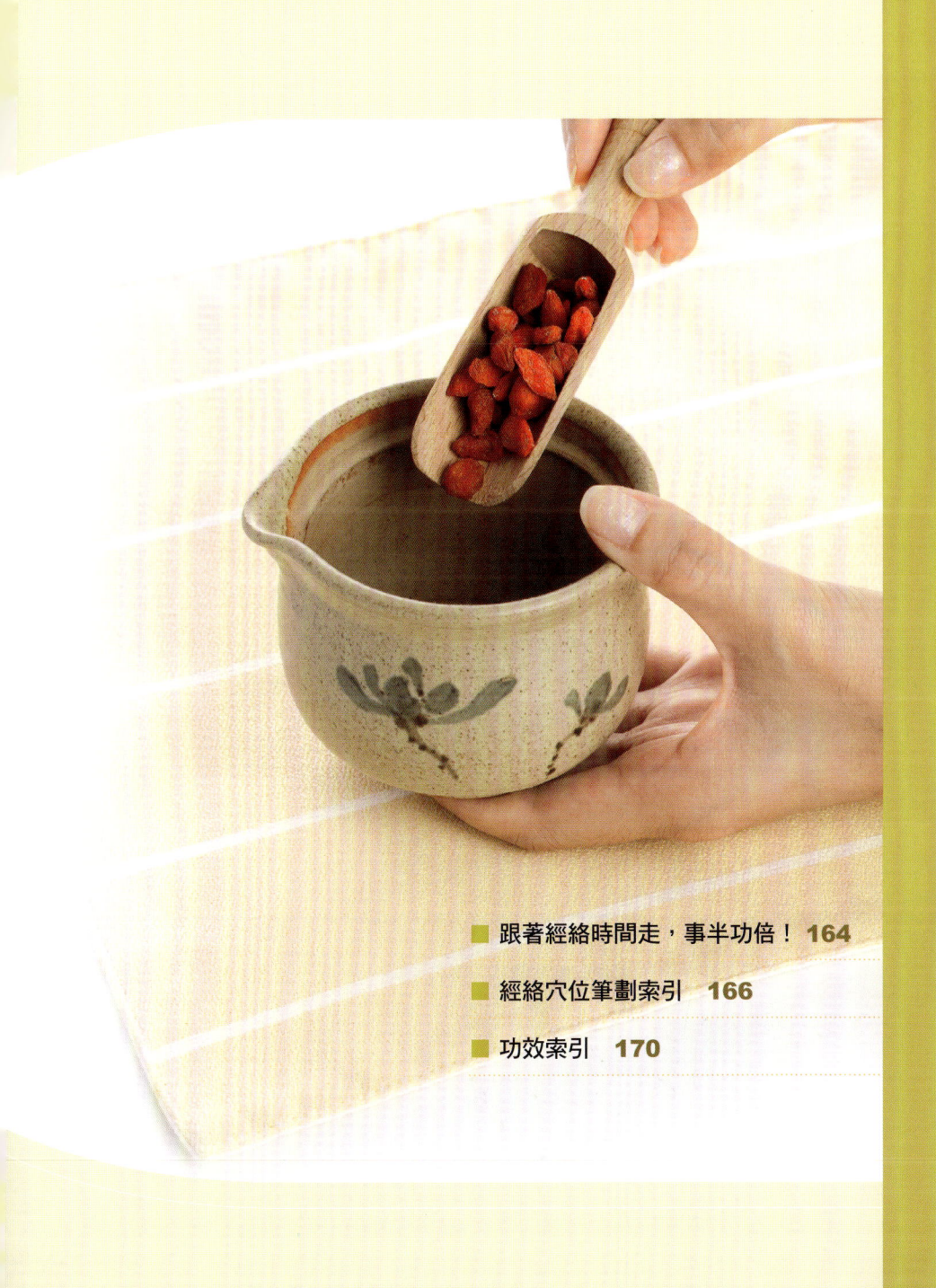

■ 跟著經絡時間走,事半功倍! 164

■ 經絡穴位筆劃索引　166

■ 功效索引　170

Appendix 經跟著經絡時間走，事半功倍！

跟著經絡時間走，事半功倍！

12經脈的流注有一定的節律，如果能照經絡運行的順序作息，就不容易生病，幾點該做什麼事，經絡時序告訴你！

如果能照經脈氣血運行時間生活、養生，當然最好，但是現代人生活繁忙，錯過用餐時間或工作做不完想熬夜，也有可能，只能建議盡量配合。

時段	時辰	影響經絡、臟腑	養生祕訣	頁數
早上	5:00~7:00《卯時》	手陽明大腸經、大腸	**養成排便的好習慣**：此時氣血流注於大腸，最適合「方便」，可補充蔬菜及水果等高纖食物助排便。	74
	7:00~9:00《辰時》	足陽明胃經、胃	**營養早餐不可少**：此時氣血流注於胃，消化吸收最強，攝取營養早餐正剛好，可吃多穀類早餐養胃氣。	82
	9:00~11:00《巳時》	足太陰脾經、脾	**不宜吃辛辣刺激物**：此時人體氣血最旺，最好在9點前吃完早餐，這段時間讓身體消化食物。如果之前來不及進食，此時也不要吃辛辣刺激性的食物，避免傷胃敗脾。	90
中午	11:00~13:00《午時》	手少陰心經、心	**可按摩少府穴與小睡片刻**：補充堅果、黃豆、蓮子等保心、助排毒的食物，此時不宜劇烈運動，以免血脈運行紊亂，血不歸經，應適度休息，小睡就好。	96

Appendix 附錄

時段	時辰	影響經絡、臟腑	養生祕訣	頁數
下午	13:00~15:00《未時》	手太陽小腸經、小腸	**過午不食**：此時氣血流注於小腸，進行消化、吸收，不宜再吃東西。	100
	15:00~17:00《申時》	足太陽膀胱經、膀胱	**多喝水、鬆肩頸、搓腰背**：此時可多喝水以利膀胱排除體內廢棄物，並且稍做休息，雙掌搓揉腰背，加強腎臟機能。	106
	17:00~19:00《酉時》	足少陰腎經、腎	**晚餐清淡、輕食為佳**：工作約告一段落，休息並用晚餐，不宜過勞。年長者可按摩下腹丹田以保健延年。	116
晚上	19:00~21:00《戌時》	手厥陰心包經、心包	**餐後散步助消化**：此時腎氣漸弱，氣血流至心包經，應保持心情舒暢，餐後可散散步、聽音樂或泡澡，釋放壓力。如果胸中煩悶，亦可按內關穴去煩熱。	124
	21:00~23:00《亥時》	手少陽三焦經、三焦	**10點半上床最好**：此時氣血流至三焦，應該在11點前、帶著愉快的心情入眠，以安各臟腑。睡前不要喝太多水，可稍做腳趾間的按摩，或躺著做腹部按摩。	128
深夜	23:00~1:00《子時》	足少陽膽經、膽	**徹底熟睡**：此時氣血流注於膽，熬夜會使膽火上衝，造成失眠、頭痛、多愁憂慮，且體內開始分泌修補荷爾蒙，應該讓身體好好休養及修復。	134
凌晨	1:00~3:00《丑時》	足厥陰肝經、肝	**熟睡中，補養肝氣**：此時是氣血流注於肝的時段，好好休息才能讓血回流滋養肝，以利肝臟發揮排毒功能。	142
	3:00~5:00《寅時》	手太陰肺經、肺	**安睡或補肺**：肺部、呼吸系統不佳者，夜咳、氣喘或過敏性鼻炎可能會發作，嚴重者應起床服藥，或吃燕窩、羅漢果、銀耳等補肺飲食。	68

Appendix 經絡穴位筆劃索引

經絡穴位筆劃索引

筆劃	穴名	所屬經絡	頁數
2劃	二間穴	手陽明大腸經	77
3劃	三間穴	手陽明大腸經	77
	三焦俞穴	足太陽膀胱經	113
	三陰交穴	足太陰脾經	93
	大腸俞穴	足太陽膀胱經	115
	大陵穴	手厥陰心包經	127
	大敦穴	足厥陰肝經	144
	大椎穴	督脈	153
4劃	心俞穴	足太陽膀胱經	111
	公孫穴	足太陰脾經	93
	太白穴	足太陰脾經	92
	太衝穴	足厥陰肝經	145
	太淵穴	手太陰肺經	73
	太谿穴	足少陰腎經	119
	水分穴	任脈	159
	水道穴	足陽明胃經	86
	少商穴	手太陰肺經	73
	少衝穴	手少陰心經	99
	少澤穴	手太陽小腸經	102
	天樞穴	足陽明胃經	85
	天宗穴	手太陽小腸經	105
	天柱穴	足太陽膀胱經	109
	天井穴	手少陽三焦經	132

Appendix 附錄

筆劃	穴名	所屬經絡	頁數
4劃	內關穴	手厥陰心包經	126
	內庭穴	足陽明胃經	89
	中府穴	手太陰肺經	70
	中渚穴	手少陽三焦經	130
	中脘穴	任脈	160
	尺澤穴	手太陰肺經	71
	孔最穴	手太陰肺經	72
	支溝穴	手少陽三焦經	131
	手三里穴	手陽明大腸經	79
5劃	四白穴	足陽明胃經	85
	巨骨穴	手陽明大腸經	81
	巨闕穴	任脈	161
	丘墟穴	足少陽膽經	141
	外關穴	手少陽三焦經	131
6劃	百會穴	督脈	154
	合谷穴	手陽明大腸經	78
	血海穴	足太陰脾經	95
	曲池穴	手陽明大腸經	80
	曲泉穴	足厥陰肝經	146
	交信穴	足少陰腎經	121
7劃	肝俞穴	足太陽膀胱經	112
	肓俞穴	足少陰腎經	123
	身柱穴	督脈	152
	足三里穴	足陽明胃經	87
	足臨泣穴	足少陽膽經	141

Appendix 經絡穴位筆劃索引

筆劃	穴名	所屬經絡	頁數
8劃	迎香穴	手陽明大腸經	81
	命門穴	督脈	151
	長強穴	督脈	150
	肺俞穴	足太陽膀胱經	111
	承泣穴	足陽明胃經	84
	肩外俞穴	手太陽小腸經	105
	肩井穴	足少陽膽經	137
9劃	胃俞穴	足太陽膀胱經	113
	風府穴	督脈	153
	風門穴	足太陽膀胱經	110
	風池穴	足少陽膽經	137
	風市穴	足少陽膽經	139
	前谷穴	手太陽小腸經	103
	前頂穴	督脈	155
	後谿穴	手太陽小腸經	103
	神門穴	手少陰心經	99
	神封穴	足少陰腎經	123
	神庭穴	督脈	155
10劃	氣海穴	任脈	159
11劃	商陽穴	手陽明大腸經	76
	章門穴	足厥陰肝經	147
	梁丘穴	足陽明胃經	87
	陰陵泉穴	足太陰脾經	94
	陰谷穴	足少陰腎經	122
	通天穴	足太陽膀胱經	109

Appendix 附錄

筆劃	穴名	所屬經絡	頁數
12劃	腎俞穴	足太陽膀胱經	114
	勞宮穴	手厥陰心包經	127
	期門穴	足厥陰肝經	147
	復溜穴	足少陰腎經	120
	湧泉穴	足少陰腎經	118
	雲門穴	手太陰肺經	71
	陽谿穴	手陽明大腸經	79
	陽陵泉穴	足少陽膽經	139
	絲竹空穴	手少陽三焦經	133
13劃	睛明穴	足太陽膀胱經	108
	極泉穴	手少陰心經	98
	照海穴	足少陰腎經	119
	腰陽關穴	督脈	151
14劃	膏肓穴	足太陽膀胱經	115
	箕門穴	足太陰脾經	95
	厲兌穴	足陽明胃經	89
15劃	養老穴	手太陽小腸經	104
16劃	築賓穴	足少陰腎經	116
17劃	翳風穴	手少陽三焦經	133
	膻中穴	任脈	161
	環跳穴	足少陽膽經	138
	瞳子髎穴	足少陽膽經	136
18劃	豐隆穴	足陽明胃經	88
19劃	關元穴	任脈	156
20劃	懸鐘穴	足少陽膽經	140
21劃	蠡溝穴	足厥陰肝經	145

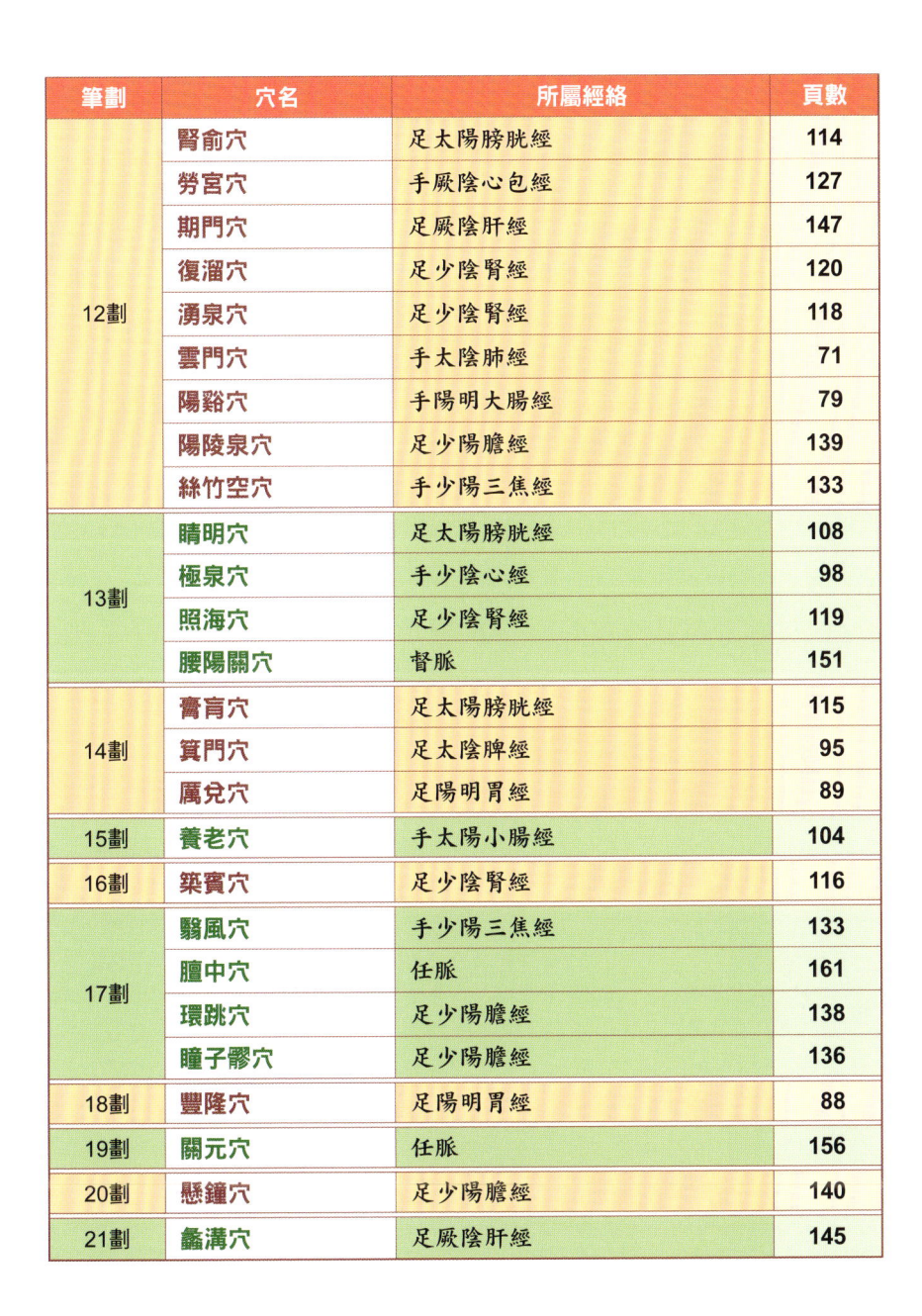

Appendix 功效索引

功效索引

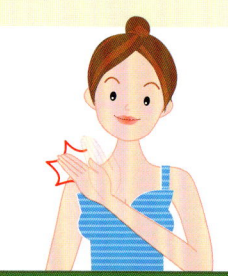

部位	症狀	穴位			
頭	頭痛	合谷 P78 豐隆 P88 養老 P104 築賓 P121 瞳子髎 P136 命門 P151	陽谿 P79 血海 P95 通天 P109 神封 P123 風池 P137 風府 P153	手三里 P79 少澤 P102 風門 P110 中渚 P130 肩井 P137 百會 P154	四白 P85 前谷 P103 湧泉 P118 天井 P132 太衝 P145 神庭 P155
	暈眩	通天 P109 太谿 P119 絲竹空 P133 太衝 P145 神庭 P155	天柱 P109 內關 P126 風池 P137 風府 P153	風門 P110 中渚 P130 陽陵泉 P139 百會 P154	肝俞 P112 翳風 P133 足臨泣 P141 前頂 P155
	偏頭痛	內關 P126 足臨泣 P141	外關 P131 百會 P154	天井 P132	絲竹空 P133
	三叉神經痛	四白 P85	通天 P109	翳風 P133	
胸、呼吸器	感冒	中府 P70 合谷 P78 風門 P110 身柱 P152	雲門 P71 曲池 P80 肺俞 P111 大椎 P153	孔最 P72 天樞 P85 內關 P126 風府 P153	太淵 P73 迎香 P81 風池 P137 前頂 P155
	咳嗽	中府 P70 太淵 P73 肺俞 P111 神封 P123 大椎 P153	雲門 P71 少商 P73 心俞 P111 天井 P132 膻中 P161	尺澤 P71 豐隆 P88 膏肓 P115 風池 P137	孔最 P72 風門 P110 太谿 P119 身柱 P152
	咽喉炎	中府 P70 合谷 P78	雲門 P71 陽谿 P79	太淵 P73	少商 P73
	胸悶	尺澤 P71 大陵 P127 膻中 P161	極泉 P98 支溝 P131	心俞 P111 天井 P132	神封 P123 足臨泣 P141

Appendix 附錄

部位	症狀	穴位			
胸、呼吸器	氣喘	中府 P70 太淵 P73 膏肓 P115 期門 P147	雲門 P71 少商 P73 太谿 P119 身柱 P152	尺澤 P71 豐隆 P88 神封 P123 大椎 P153	孔最 P72 肺俞 P111 足臨泣 P141 巨闕 P161
	痰多	豐隆 P88 巨闕 P161	公孫 P93	肝俞 P112	膏肓 P115
	咽喉腫痛	少商 P73 少澤 P102	商陽 P76 前谷 P103	內庭 P89 太谿 P119	厲兌 P89 風府 P153
	乳腺炎	少澤 P102 足臨泣 P141	前谷 P103 期門 P147	天宗 P105 膻中 P161	肩井 P137
	乳汁不足	極泉 P98 肩井 P137	少澤 P102 膻中 P161	前谷 P103	天宗 P105
腹、消化器	便祕	二間 P77 交信 P121 長強 P150	合谷 P78 肓俞 P123 中脘 P160	大腸俞 P115 支溝 P131	照海 P119 章門 P147
	消化不良	太淵 P73 天樞 P85 三陰交 P93 陰谷 P122	二間 P77 內庭 P89 心俞 P111 陽陵泉 P139	合谷 P78 太白 P92 胃俞 P113 章門 P147	陽谿 P79 公孫 P93 三焦俞 P113
	腹瀉	天樞 P85 陰陵泉 P94 交信 P121 期門 P147 中脘 P160	內庭 P89 三焦俞 P113 肓俞 P123 長強 P150 巨闕 P161	太白 P92 大腸俞 P115 曲泉 P146 命門 P151	公孫 P93 復溜 P120 章門 P147 水分 P159
	痔瘡	孔最 P72 長強 P150	箕門 P95	大腸俞 P115	懸鐘 P140
	腹脹	三間 P77 公孫 P93 肓俞 P123 期門 P147	水道 P86 胃俞 P113 支溝 P131 中脘 P160	豐隆 P88 三焦俞 P113 懸鐘 P140 巨闕 P161	太白 P92 大腸俞 P115 章門 P147
	食慾不振	天樞 P85 懸鐘 P140	足三里 P87 期門 P147	太白 P92 中脘 P160	神門 P99

Appendix 功效索引

部位	症狀	穴位			
腹、消化器	腹痛	商陽 P76 陰陵泉 P94 懸鐘 P140	豐隆 P88 大腸俞 P115 章門 P147	太白 P92 陰谷 P122 期門 P147	公孫 P93 肓俞 P123 水分 P159
	胃痛	合谷 P78 肝俞 P112 章門 P147	梁丘 P87 內關 P126 中脘 P160	太白 P92 大陵 P127	公孫 P93 勞宮 P127
手、足、腰	肩頸酸痛	中府 P70 丘墟 P141	風門 P110	膏肓 P115	風池 P137
	落枕	後谿 P103 風池 P137	養老 P104 肩井 P137	天柱 P109 懸鐘 P140	外關 P131
	肩頸僵硬	雲門 P71 天井 P132	後谿 P103 肩井 P137	天柱 P109	支溝 P131
	手麻	前谷 P103	天宗 P105	內關 P126	外關 P131
	肘背痛	尺澤 P71	陽谿 P79	中渚 P130	
	手肘酸痛、痙攣	極泉 P98	後谿 P103	養老 P104	
	網球肘	尺澤 P71	陽谿 P79	曲池 P80	外關 P131
	坐骨神經痛	梁丘 P87 中渚 P130 腰陽關 P151	天宗 P105 環跳 P138 命門 P151	睛明 P108 陽陵泉 P139	大腸俞 P115 丘墟 P141
	腰痛	水道 P86 腎俞 P114 懸鐘 P140	梁丘 P87 照海 P119 腰陽關 P151	陰陵泉 P94 築賓 P121	天柱 P109 陽陵泉 P139
	腰酸	肺俞 P111	三焦俞 P113	膏肓 P115	腰陽關 P151
	腰部扭傷	大腸俞 P115	肓俞 P123		
	腳麻	內庭 P89	血海 P95	外關 P131	
	抽筋	少商 P73 丘墟 P141	肝俞 P112 長強 P150	太谿 P119 身柱 P152	天井 P132
	膝痛	陰陵泉 P94	風市 P139		

Appendix 附錄

部位	症狀	穴位			
皮膚、臉、眼睛、鼻、耳、口、齒	牙痛	商陽 P76	二間 P77	陽谿 P79	
	耳鳴	前谷 P103 太谿 P119 風池 P137	後谿 P103 外關 P131 肩井 P137	天柱 P109 支溝 P131 太衝 P145	腎俞 P114 翳風 P133 百會 P154
	耳痛	後谿 P103			
	中耳炎	太谿 P119	復溜 P120	翳風 P133	
	鼻塞	迎香 P81 天柱 P109 風府 P153	前谷 P103 風門 P110 百會 P154	睛明 P108 天井 P132 前頂 P155	通天 P109 風池 P137
	鼻血	孔最 P72 厲兌 P89	二間 P77 神庭 P155	三間 P77	迎香 P81
	鼻膿	通天 P109	神庭 P155		
	流鼻水	迎香 P81	通天 P109	風門 P110	風府 P153
	視力退化	睛明 P108			
	眼睛腫痛	外關 P131	絲竹空 P133	丘墟 P141	足臨泣 P141
	睫毛倒插	絲竹空 P133			
	眼睛疲勞、充血	太淵 P73 厲兌 P89 風池 P137	合谷 P78 睛明 P108 百會 P154	迎香 P81 絲竹空 P133	四白 P85 瞳子髎 P136
	白內障	少澤 P102	瞳子髎 P136		
	黑眼圈	迎香 P81	承泣 P84	四白 P85	睛明 P108
	濕疹	太白 P92 肩井 P137	三陰交 P93 大椎 P153	血海 P95	太谿 P119
	黑斑	曲池 P80	太谿 P119		
	臉部浮腫	四白 P85 絲竹空 P133	天宗 P105 前頂 P155	風門 P110	三焦俞 P113
	青春痘	手三里 P79 大椎 P153	肺俞 P111 關元 P158	築賓 P121	肓俞 P123

173

Appendix 功效索引

部位	症狀	穴位			
代謝及泌尿系統	小便不利	水道 P86 三焦俞 P113	三陰交 P93 曲泉 P146	陰陵泉 P94 水分 P159	箕門 P95
	遺尿	三陰交 P93	箕門 P95	腎俞 P114	
	疝氣	水道 P86 陰谷 P122 蠡溝 P145	肝俞 P112 肓俞 P123 關元 P158	照海 P119 大敦 P144	築賓 P121 太衝 P145
	陽痿	陰谷 P122 關元 P158	曲泉 P146 氣海 P159	命門 P151	腰陽關 P151
	膀胱炎	太谿 P119	腰陽關 P151	氣海 P159	
	攝護腺炎	太衝 P145	蠡溝 P145	腰陽關 P151	
	水腫	水道 P86 血海 P95 水分 P159	公孫 P93 腎俞 P114	三陰交 P93 復溜 P120	陰陵泉 P94 章門 P147
婦科	經閉	三陰交 P93 氣海 P159	血海 P95	交信 P121	命門 P151
	月經不調	三陰交 P93 交信 P121 蠡溝 P145 關元 P158	血海 P95 肓俞 P123 曲泉 P146 氣海 P159	腎俞 P114 大敦 P144 腰陽關 P151	太谿 P119 太衝 P145 命門 P151
	痛經	天樞 P85 太衝 P145 氣海 P159	水道 P86 曲泉 P146	血海 P95 命門 P151	照海 P119 關元 P158
	崩漏	三陰交 P93	血海 P95	交信 P121	
	子宮脫垂	交信 P121	大敦 P144		
	不孕	水道 P86 肓俞 P123	三陰交 P93 命門 P151	腎俞 P114 氣海 P159	復溜 P120
	白帶過多	陰陵泉 P94 蠡溝 P145 氣海 P159	腎俞 P114 曲泉 P146	陰谷 P122 命門 P151	太衝 P145 腰陽關 P151
	更年期障礙	陰陵泉 P94	血海 P95		

174

Appendix 附錄

部位	症狀	穴位			
全身性	貧血	血海 P95	天井 P132	大椎 P153	
	疲勞	太淵 P73 神門 P99 三焦俞 P113	足三里 P87 前谷 P103 腎俞 P114	太白 P92 肩外俞 P105 膏肓 P115	公孫 P93 肺俞 P111 築賓 P121
	失眠	足三里 P87 肝俞 P112 築賓 P121 風府 P153	公孫 P93 湧泉 P118 內關 P126 神庭 P155	神門 P99 太谿 P119 風池 P137 關元 P158	心俞 P111 照海 P119 太衝 P145 巨闕 P161
	中暑	少衝 P99	湧泉 P118	勞宮 P127	
	嗜睡	三間 P77	照海 P119		
	蕁麻疹	肺俞 P111 大椎 P153	太谿 P119 關元 P158	肩井 P137	風市 P139
	心悸	陽谿 P79 心俞 P111 大陵 P127	極泉 P98 膏肓 P115 足臨泣 P141	神門 P99 湧泉 P118 巨闕 P161	少衝 P99 內關 P126
	焦躁不安	胃俞 P113 氣海 P159	照海 P119 膻中 P161	大陵 P127	大敦 P144
	高血壓	曲池 P80 肩井 P137 關元 P158	足三里 P87 太衝 P145	三陰交 P93 風府 P153	天柱 P109 神庭 P155
	中風	少商 P73 少澤 P102 風府 P153	商陽 P76 外關 P131 前頂 P155	曲池 P80 風池 P137	少衝 P99 風市 P139

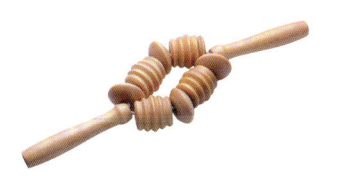

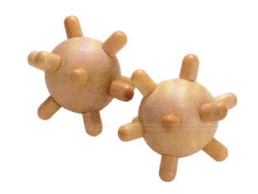

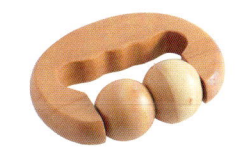

175

●國家圖書館出版品預行編目資料

人體經絡速查輕圖典：痛則不通，通則不痛！/三采文化編著 --初版 --臺北市：三采文化，2009〔民98〕
冊；公分．--（健康輕事典：12）
ISBN 978-986-229-199-3（平裝）
1. 經絡 2. 經絡療法

413.165　　　　　　　　　　　　98020681

■有鑑於個人健康情形因年齡、性別、病史和特殊情況而異，建議您，若有任何不適，仍應諮詢專業醫師之診斷與治療建議為宜。

Copyright © 2010 SUN COLOR CULTURE PUBLISHING CO., LTD., TAIPEI

suncolor 三采出版集團

健康輕事典 12

人體經絡速查輕圖典：
痛則不通，通則不痛！

編著者	三采文化
總審訂	林昭庚
主編	石玉鳳
責任編輯	郭純靜
文字編輯	邱明珠、曾政賢
美術編輯	陳育彤
封面設計	謝佳穎
插畫	黃雅琪（奇藝果創意設計）、彭綉雯
攝影	林子茗

發行人	張輝明
總編輯	曾雅青
發行所	三采文化出版事業有限公司
地址	台北市內湖區瑞光路513巷33號8樓
傳訊	TEL:8797-1234　FAX:8797-1688
網址	www.suncolor.com.tw
郵政劃撥	帳號：14319060
	戶名：三采文化出版事業有限公司
本版發行	2010年7月20日
定價	NT$280

●著作權所有，本圖文非經同意不得轉載。如發現書頁有裝訂錯誤或污損事情，請寄至本公司調換。
　All rights reserved.
●本書所刊載之商品文字或圖片僅為說明輔助之用，非做為商標之使用，原商品商標之智慧財產權為原權利人所有。